Klaus Oberbeil · Gesund wohnen & leben

Klaus Oberbeil

Gesund wohnen & leben

Das schadstofffreie Heim – Sag Ja zur Natur!

ENNSTHALER VERLAG STEYR

Erklärung

Die in diesem Buch dargebotenen Vorstellungen, Vorschläge und Therapiemethoden sind nicht als Ersatz für eine professionelle Behandlung gedacht. Jede Anwendung der in diesem Buch angeführten Ratschläge geschieht nach alleinigem Gutdünken des Lesers. Autor, Verlag, Berater, Vertreiber, Händler und alle anderen Personen, die mit diesem Buch in Zusammenhang stehen, übernehmen keine Haftung für eventuelle Folgen, die direkt oder indirekt aus den in diesem Buch gegebenen Informationen resultieren oder resultieren sollen. Es wird darauf hingewiesen, dass alle Angaben trotz sorgfältiger Bearbeitung ohne Gewähr erfolgen und eine Haftung des Verlags ausgeschlossen ist.

www.ennsthaler.at

ISBN 978-3-85068-869-7

Klaus Oberbeil . Gesund wohnen & leben

Ennsthaler Gesellschaft m.b.H. & Co KG, 4400 Steyr, Österreich
Satz: DIE BESORGER · Mediendesign & -technik · 4400 Steyr
Umschlaggestaltung: Atelier Georg Lehmacher, Friedberg/Bayern
Umschlagfotos: PantherMedia

Inhaltsverzeichnis

Sag Ja zur Natur

Überall im Wald, in Wiesen, Feldern, in den Bergen und Gewässern finden wir das Modell für unsere Gesundheit. Jedes Gänseblümchen, jede stolz aufstrebende Tanne, jede Libelle und jedes Reh ist Endprodukt einer Jahrmilliarden langen biologischen Evolution, geformt und angepasst nach den Gesetzen der Natur. Pflanzen und Tiere haben stets gesund gelebt. Ganz klar, es gab ja auch keine Schadstoffe und Umweltgifte. Bei den Menschen früherer Jahrtausende waren die heutigen Zivilisationskrankheiten wie Krebs, Neurodermitis, Herzinfarkt, Diabetes oder auch Übergewicht unbekannt. Sie lebten in sauerstoffreicher Luft, bewegten sich ausreichend und ernährten sich mit naturbelassenen Lebensmitteln. Was ganz entscheidend war: Knollen aus dem Erdreich, Grüngemüse oder die Früchte an Bäumen und Sträuchern machten nicht nur satt, sondern sie waren gleichzeitig Medizin. Ihre hochaktiven Inhaltsstoffe wirkten vorbeugend und heilend bei Beschwerden aller Art. Die Natur war kerngesundes Paradies, in dem Pflanzen, Tiere und später auch die Menschen ihr Stoffwechselpotenzial optimal ausleben konnten.

Profit ist wichtiger als Natur

Seit jenen idyllischen Zeiten hat sich auf der Erde viel verändert. Mit der Idee, dass sich Naturprodukte bestens eignen, um damit Geld zu verdienen, hat sich Profitgier breitgemacht. Der Anbau von Tomaten, Kohlrabi, Kartoffeln oder Erdbeeren in großem Stil versprach Gewinne. Doch da gab es die gefräßigen kleinen Feinde, Keime, Pilze, Bakterien, Würmer, Larven, Insekten, Wühlmäuse oder Vögel, die ja nun leider auch satt werden wollten und die ihrem genetischen Auftrag gemäß auch Agrarprodukte in riesigen Anbauplantagen anknabberten. Dem musste natürlich abgeholfen werden – und so entstand, in Kumpanei mit den Profiteuren, eine chemische Industrie zur Herstellung von Bioziden und Pestiziden aller Art, Umweltgiften, die möglichst schnell viel Leben abtöten:

- Herbizide (Unkrautbekämpfungsmittel)
- Pestizide (bekämpfen Schädlinge)
- Insektizide (töten Insekten und hemmen deren Entwicklung)
- Fungizide (Antipilzmittel)
- Molluskizide (zur Schneckenbekämpfung)
- Bakterizide (hemmen die Vermehrung von Bakterienzellen)

- Nematizide (töten im Boden lebende Schädlinge, wie z. B. Fadenwürmer)
- Akarizide (vernichten Milben, Spinnen, Zecken)
- Rodentizide (töten Wühlmäuse, Maulwürfe, Nagetiere)

Darüber hinaus gibt es noch eine Fülle weiterer Umweltkiller, die Landwirte oder Treibhausbesitzer gezielt gegen unerwünschte Lebewesen einsetzen können. Nach dem Motto: Was unsere Tomaten oder Weintrauben angreift, stört auch unsere Gewinnkalkulationen.

Die Natur setzt sich zur Wehr

Weil aber Bakterien, Pilze oder Insekten über Genmutationen den Toxinattacken widerstehen, setzen die Nahrungsmittelhersteller zusehends höhere Konzentrationen ihrer Schadstoffe ein. Gigantische Chemiebetriebe, wie Monsanto, BASF, Dow Chemical oder Bayer, helfen mit, indem sie in ihren Labors stets neue Umweltgifte entwickeln und auf den Markt bringen. Die Schlacht »Profit gegen Natur« wird weltweit mit zunehmender Erbitterung geführt. In den Schadstoffregistern der EU sind inzwischen 110.000 Toxine verzeichnet, die weitgehend alle dem Zweck dienen, die Natur zu »verbessern«.

Das Unvorstellbare: Diese Schad- und Giftstoffe sind zum großen Teil sogar behördlich zugelassen. Sie stecken überall drin: in Lebensmitteln, Gebrauchsgegenständen, Textilien, Wasch- und Reinigungsmitteln, Klarspülern, Kosmetika, Schul- und Büroartikeln, Getränkekisten, Plastikflaschen, Einkaufstüten usw. Nahezu alles, was wir berühren, essen oder einatmen, ist inzwischen chemisch belastet. Die Natur setzt sich zur Wehr, mit der einzigen verbleibenden Waffe, die sie noch einsetzen kann: Sie macht uns krank. Immer mehr Menschen suchen mit oft unerklärlichen Symptomen Arztpraxen auf. »Ich fühle mich krank und weiß nicht warum«, klagen sie. »Niemand kann mir helfen.« Der Grund: Chemisch-synthetische Schadstoffe werden von unserem Immunsystem meist nicht erkannt, weil es sie in den Jahrmillionen biologischer Evolution nie gab. Sie sind der neue Feind, der heimlich in uns eindringt und zum versteckten Krankmacher wird.

Dieses Buch deckt die neue Bedrohung auf, die Schadstoffbelastung in unserer Umwelt und die Gefahren für unsere Familien. Es weist aber auch den Weg in eine neue hoffnungsvollere Zukunft, gibt Ratschläge, vermittelt Programme, erklärt, was man tun kann, um die Giftbelastung im Haushalt zu minimieren, den Alltag gesünder und lebensfroher zu gestalten.

Der Siegeszug der Gift- und Schadstoffe

Seitdem die chemische Großindustrie herausgefunden hat, dass man mit synthetischen Molekülen mehr aus der Natur »herausquetschen« kann, geht es in den Vorstandsetagen weniger darum, Menschen satt und gesund zu machen, als Bilanzgewinne zu erzielen. Vor hundert Jahren wurde Kuhmist als Dünger auf Felder aufgebracht, als natürlichste Urform der Bodenbehandlung. Ein halbes Jahrhundert später setzte der Siegeszug des stickstoffreichen Kunstdüngers ein, nachdem Agrarchemiker herausgefunden hatten, dass unseren Böden zwar ausreichend Wasser und Mineralien zur Verfügung stehen, aber zu wenig Stickstoff. Dieses Element lässt Kartoffeln, Kohlrabi oder Mais schneller wachsen, es wurde dann auch gleich zum Hoffnungsträger für eine Welt, die nie mehr hungern muss. Nur leider: Das Element wurde auch zum Hoffnungsträger der Industrie, die folgerichtig kalkulierte: »Wenn mit chemisch hergestelltem Stickstoff alles viel besser gedeiht, finden sich in den sterilen Chemielabors vielleicht noch andere Zauberformeln für Massenprofite.« Damit war das Prinzip der Schad- und Giftstoffe geboren.

Es begann mit Stickstoff

- Das Element ist Bestandteil von Aminosäuren, also den kleinsten Eiweißbausteinen. Pflanzen brauchen es, um Proteine zu synthetisieren. Während andere Eiweißbestandteile, wie Wasserstoff, Kohlenstoff und Sauerstoff, meist reichlich vorhanden sind, ist Stickstoff rar, in Aminosäuren steckt es lediglich als winziges Miniatom.
- Dies hat die Natur absichtlich so eingerichtet, gewissermaßen als vernünftige Wachstumsbremse in der Pflanzenwelt. Wenn das Erdreich Stickstoff in Hülle und Fülle enthalten würde, würden Sträucher, Bäume, Gräser oder Farne unkontrolliert bis in den Himmel wuchern, sich dabei selbst zerstören und Tieren den Lebensraum nehmen. Die Natur weiß ja immer genau, was sie uns zumuten und wie sie uns schützen kann. Wir müssen ihr nur vertrauen.
- So wird Stickstoff exemplarisch für alle anderen Schadstoffe, in denen der Keim des Zerstörens und Tötens steckt. Rund 78 Prozent der Luftbestandteile sind Stickstoff, doch nur wenige Mikroorganismen können ihn aufnehmen und danach an Pflanzen weitergeben.
- Wenn dem Nährboden Stickstoff fehlt, wachsen Agrarpflanzen nur kümmerlich, sie vergilben rasch,

werden welk, entwickeln keine Farbe, blühen zu früh und zu kurz, bereiten demnach dem Landwirt keine echte Freude.

- Da kam also der Stickstoff als künstlicher Dünger gerade recht. Das Element ist zwar kein chemisch-synthetisches Gift, in großen Düngemengen wird es aber zum Schadstoff für unsere Felder. Mit industriell hergestelltem Stickstoff begann schließlich die Entwicklung von Labor-Toxinen, die sich auf nahezu alle Gebrauchsgegenstände und Artikel ausdehnte und die heute in verheerender Weise unseren Alltag beherrschen.

Wenn Natur zum Gift wird

In unseren Ozeanen herrscht seit Hunderten Millionen Jahren reges Leben. Lebendige Pflanzen und Tiere streben an die Meeresoberfläche, was jedoch abgestorben ist, sinkt allmählich auf den Meeresgrund, wie z. B. Algen, Plankton, Fische, Mikroorganismen. Vor allem unter sauerstoffärmeren Bedingungen bilden sich Ablagerungsmassen biogenen Materials, aus dem Erdöl entstehen kann. Unter undurchlässigen Gesteinsschichten sammelten sich im Laufe der biologischen Evolution ungeheure Mengen an organischen Stoffen, die der Mensch schon bald als

»Schwarzes Gold« bezeichnete. Dieses Rohöl lässt sich leicht gewinnen und chemisch zu Zehntausenden unterschiedlichen Substanzen verändern, die mit dem natürlichen Ausgangsprodukt nichts mehr zu tun haben. Auf diese Weise wird Natur zum Gift. Fossile Rückstände, die sich seit Urzeiten friedlich am Meeresboden angereichert haben, werden an die Erdoberfläche geholt und paradoxerweise zur Bedrohung unserer Umwelt.
Erdöl, das an die Meeresoberfläche gelangte und mit Sauerstoff Bitumen, eine Art Asphalt bildete, wurde schon vor etwa 12 000 Jahren im Orient beim Schiffsbau verwendet, so z. B. um Schiffsplanken abzudichten. Mitte des 19. Jahrhunderts wurde aus Erdöl Kerosin hergestellt, zunächst als Brennstoff für Lampen, später als Rohstoff für Benzin. Weil es bald immer mehr Autos gab, wurde auch immer mehr Erdöl gefördert. Und es dauerte nicht lange, bis findige Laborchemiker herausfanden, dass dieses fossile Rohöl auch zur Herstellung von Düngemitteln, Farben, Lacken und am Ende auch zu Kunststoffen aller Art taugte. Etwa 90 Prozent aller unserer Umweltgifte entstehen aus dem Urprodukt Rohöl.

Natürliche Gifte gab es immer schon

Ohne die wäre das paradiesische Gleichgewicht auf der Erde auch gar nicht möglich. Schließlich herrscht ja ein recht erbarmungsloser Konkurrenzkampf unter Tieren oder Pflanzen. Wer sich nicht wehrt, ist verloren. Weil Pflanzen keine Beine haben und vor Fressfeinden nicht davonlaufen können, entwickeln sie Zehntausende unterschiedlicher Toxine, um sich Bakterien, Amöben, Viren, Keime, Pilze, aggressive Mikroorganismen oder auch Kleintiere vom Hals zu halten. Viele dieser Gifte nutzen wir Menschen pharmazeutisch für die Behandlung von Beschwerden oder Krankheiten, wie z. B. Alkaloide, Atropine oder auch pflanzliche Antibiotika.

Auch Tiere sind ständig der Gefahr ausgesetzt, gefressen zu werden, deshalb sind Spinnen, Skorpione, verschiedene Kröten oder Frösche, Quallen, Wespen, Hornissen, Ameisen, Käfer und sogar bestimmte Schnecken fleißige Giftproduzenten. Bio-Science-Wissenschaftler kennen inzwischen 70 000 Pflanzen- und Tiergifte, die uns Menschen in beträchtlichen Mengen gefährlich werden können. Doch alle diese Toxine sind nicht aggressiv, sondern Verteidigungsgifte, die dazu dienen, natürliche Feinde abzuschrecken oder auch zu töten. Ganz anders dagegen die chemisch-synthetischen Schadstoffe aus den Laborküchen der Großindustrie. Sie dringen weitgehend unerkannt auf tückische Weise über Haut und Schleimhäute in uns ein. Erkannt und entdeckt werden sie selbst fast nie, im besten Fall erst dann, wenn sie Symptome irgendwelcher Art hervorrufen.

Giftrohstoff Erdöl

Jedes Jahr werden weltweit rund 100 Millionen Barrel Rohöl gewonnen (1 Barrel = 159 Liter). Dieser kostbare Rohstoff enthält noch unraffiniert etwa 15 000 verschiedene Bestandteile, besteht jedoch weitgehend aus Kohlenstoff, Wasserstoff, Sauerstoff, Stickstoff, Schwefel sowie Metallen. Aus Erdöl lässt sich in einfachen Verfahren Kunststoff herstellen. Es wird zunächst in Ausgangsprodukte wie Ethan, Propan und Hunderte andere petrochemische Stoffe gespalten, diese Produkte werden dann weiter verändert. So wird aus Ethan Ethylen, dessen Molekül aus zwei Teilen Kohlenstoff und vier Teilen Wasserstoff besteht und zu den einfachsten sogenannten Alkenen, den simpelsten Kohlenwasserstoffverbindungen gehört.

Darüber freuen sich die Hersteller von Plastikprodukten, denn Ethylen ist spottbilliges Ausgangsprodukt für Haushaltsartikel oder Gebrauchsgegenstände aus Kunststoff. Dafür hat die Natur Ethylen freilich nicht vorgesehen. Denn Ethylen ist eines der sensibelsten Pflanzenhormone, die es überhaupt gibt. Es jetzt als Bestandteil von Elektrokabeln, Limoflaschen, Fußmatten, Plastiktüten oder Wäschekörben zu sehen, ist Beispiel für die unverantwortliche Ausbeutung der Natur durch den Menschen. Ethylen steht stellvertretend für Zehntausende natürliche Substanzen, aus denen unsere Petrochemie Umweltgifte macht. Lesen Sie darüber noch mehr in diesem Buch.

Begehrte Kügelchen

- Natürliche Ausgangsprodukte wie Ethan oder Propan, die Millionen Jahre lang im Schiefergestein unter dem Meeresboden lagen, werden jetzt in Hochöfen unter extremer Schmelzhitze aufgebrochen. Dabei entstehen die »verträglicheren« Plastikgrundstoffe Ethylen und Propylen.
- In riesigen Reaktoren bilden sich aus den beiden Rohstoffen sogenannte Polymere, weit verzweigte und meist pulverförmige Großmoleküle. Unvorstellbar eigentlich, dass diese Rohstoffe vor Hunderten Millionen Jahren in Blättern oder Stängeln von Urwaldpflanzen steckten.
- Die Zersetzung geht aber noch weiter. Das Polymer-Produkt wird mit Zusatzstoffen vermengt und anschließend geschmolzen.

- Nun wird diese Masse, die mit Natur nichts mehr gemein hat, gekühlt und maschinell zu kleinen Pellets zerhackt. Diese Kügelchen sind weltweit ein äußerst begehrter Rohstoff für Tausende und Abertausende unterschiedlicher Kunststoffe.
- Pellets lassen sich nämlich trefflich weiterverarbeiten. Wenn man sie erhitzt und zum Schmelzen bringt, lassen sie sich in jede x-beliebige Form pressen, in vorgegebene Formen einspritzen. Dann entstehen z.B. Plastikeimer, Fahrradgriffe, Handygehäuse, DVDs, Brillengestänge, Mouse-Pads, Bälle oder Tausende andere Gegenstände.
- Flüssige oder halbflüssige Pelletsmasse kann man beliebig in Gussformen spritzen, auch Textilien lassen sich herstellen. Dabei wird die Masse durch Tausende winziger Poren gepresst. Die entstehenden Fäden werden anschließend verwoben. Ebenso entstehen aus Pellets Folien, Matten, Vorhänge, Tapeten und andere ähnliche Produkte.

Vielseitiges Erdöl

So unbeschränkt der Einsatz von Ethylen ist, so mannigfaltig sind auch andere Chemieprodukte, die aus Erdöl gewonnen werden:

- Bisphenol A: Umweltkiller und Haushaltsgift Nr. 1. Steckt ebenfalls in fast allen Plastikgegenständen und sogar in Schalenkoffern oder Kassenzetteln aus Registrierkassen.
- EDTA: Dieses Gift ist wasserlöslich, bindet sich deshalb nicht oder kaum an den filternden Klärschlamm. Steckt in Reinigungs- und Waschmitteln, landet schließlich im Grundwasser.
- Formaldehyd: Steckt in Reinigern, Kosmetika, Farben, Lacken und vielen Produkten aus dem Baumarkt.
- Weichmacher: Dünsten Tag und Nacht aus Farben, Lacken, Klebern, Lösungsmitteln aus. Diese sogenannten Phthalate sind ebenfalls Massen-Toxin, führen zu Haut- und Schleimhautentzündungen, gelten als krebserregend.

1930 wurden weltweit rund 1 Million Tonnen chemisch-synthetische Substanzen hergestellt, inzwischen sind es jährlich 400 Millionen Tonnen – bei Steigerungsraten von rund 3,4 Prozent pro Jahr. Trotz aller Bemühungen durch Überwachungs- und Kontrollbehörden der EU steigt die Schadstoffbelastung unbeirrt weiter an.

Europäische Union: Kampf gegen Toxine

In den Überwachungs- und Kontrollgremien der EU-Kommissionen in Brüssel werden ständig neue Abwehrmaßnahmen gegen Umweltgifte entwickelt, mit dem Ziel, vor allem private Haushalte und Familien zu entlasten, die letztlich als Schadstoffopfer am Ende einer langen Kette von Verunreinigungen stehen.

- E-PRTR (European Pollutant Release and Transfer Register) ist ein neues europaweites Register, das Daten über Schadstoffbelastungen sammelt und weitervermittelt. Die Daten werden repräsentativ von 65 Kontrollstellen aus 24 000 EU-Einrichtungen angeliefert. Erfasst werden Umweltschadstoffe in Boden, Wasser und Luft, insgesamt 91 Umweltgifte wie Schwermetalle, Pestizide oder Dioxine.
- REACH (Registration, Evaluation, Authorisation and Restriction of Chemicals) ist eine neue EU-Verordnung für Registrierung, Zulassung, Bewertung und Beschränkung chemischer Stoffe. Hauptziel ist Schutz der menschlichen Gesundheit und der Umwelt. REACH macht erstmals Industrie und Nutzer von Toxinen für entsprechende Schäden verantwortlich – ein wichtiger Schritt, um Haftung und Verantwortung für Umweltschäden auf die Verursacher zu übertragen.

- Seit dem 1. Dezember 2010 dürfen bestimmte gefährliche oder besorgniserregende Chemikalien nur noch mit Registrierung bei der Europäischen Chemikalienagentur (ECHA) in Helsinki vermarktet werden.

Doch trotz aller Anstrengungen nimmt die Schadstoffbelastung unablässig zu. Die EU räumt inzwischen ein, dass rund 99 Prozent aller Laborgifte aus den chemischen Großküchen unzureichend reguliert sind. Über rund 25 Prozent dieser Schadstoffe gibt es überhaupt keine verwertbaren Daten. Noch weniger darüber, wie der Giftmix aus Mehrfachrückständen in Lebensmitteln, Gebrauchsgegenständen, Reinigern oder Kosmetika neue Toxine in unserem Stoffwechsel hervorbringt. Der World Wildlife Fund hat herausgefunden, dass viele Schadstoffe, die als harmlos angepriesen werden, gesundheitsschädlicher sind als längst weltweit verbotene Chemikalien wie DDT oder PCB.

Unser Körper: Ein Wunderwerk der Natur

Gegen die mehr als 100 000 chemisch präsenten Schadstoffe sind unsere sensiblen 70 Billionen Körperzellen weitgehend wehrlos. Am gefährdetsten sind Gehirnzellen, denn die meisten Umweltgifte sind fettlöslich und alle diese sogenannten lipophilen Substanzen schlüpfen relativ leicht durch die Blut-Hirn-Schranke, die Neuronen vor schädlichen Eindringlingen schützt. Beispiele sind die fettlöslichen Giftstoffe Nikotin und Alkohol, die ja bekanntlich schon innerhalb weniger Sekunden übers Blut ins Hirn gelangen und dort ihre Wirkung auslösen.

Um zu begreifen, wie schädlich chemisch-synthetische Toxine auf uns einwirken, müssen wir mehr über unsere Psyche, die Organe und unseren Stoffwechsel wissen. Morgens vor dem Badezimmerspiegel sehen wir ja stets nur unser äußeres Erscheinungsbild: Oberkörper, Gesicht, Arme, Brust. Doch von den aufregenden Stoffwechselabenteuern in unserem Inneren erfahren wir nichts, ebenso wenig von dem oft verzweifelten Kampf unserer Zellen gegen die tückischen, zerstörerischen Giftmoleküle aus Lebensmitteln, Gebrauchsgegenständen oder Reinigungsmitteln. Wichtig zu wissen: Die winzigen Chemiemoleküle werden von unserem Immunsystem fast nie sofort erkannt, dieses Abwehrbollwerk wird meist erst dann aktiv, wenn Haut-, Schleimhaut- oder andere Zellen bereits geschädigt sind und Entzündungen oder andere Symptome entstehen.

Nano – Die neue Gefahr

Noch bösartiger sind Nano-Produkte, die neueste Erfindung der internationalen Giftköche. Nanoteilchen sind Molekülsplitter, die überhaupt nicht mehr entdeckt werden können und auf die unser Immunsystem noch weniger eine Antwort weiß. Sie sind Miniteilchen einer Art »Gegenkultur«, die mit der biologischen Evolution nichts mehr gemein hat und massiv zu der chemisch-technischen Verfremdung auf unserer paradiesischen Erde beiträgt. Was bleibt, ist am Ende reine Chemie – auf traurige Weise repräsentiert durch Tomatenpflänzlein in Riesenplantagen, die unter enormem Einsatz von Giftdünger und Wachstumsbeschleunigern in Plastiktöpfchen hochgezüchtet werden, in denen sich kein einziger Erdkrümel mehr befindet, lediglich eine leere Füllmasse, die mit Chemie und Wasser vollgesogen ist.

Auch wir sind Teil der Natur

Der US-Zellbiologe Dr. David Wertz vom renommierten National Health Institute in Bethesda (US-Staat Maryland) sagte einmal auf einem Vortrag: »Wir Menschen sind im Grunde – physiologisch gesehen – nichts anderes als ein Baum auf zwei Beinen, der sich seine Nahrung selbst suchen kann. Eine Eiche oder eine Birke saugt über ihr verästeltes Wurzelgeflecht ausschließlich Nährstoffe auf, die sie für ein gesundes Wachstum braucht. Auch unser Verdauungssystem, unser Stoffwechsel sind auf Vitamine, Spurenelemente, Eiweiß oder andere Biostoffe angewiesen, wie die Natur sie hervorbringt. Dies ist genetisches Gesetz, das für alle Zeiten Gültigkeit hatte und weiterhin hat.« Mit Chemie können die Zellen in unserem Blut, den Nieren, der Haut oder in den Augen nichts anfangen. Unser Körper will auf dieselbe unveränderte und gesunde Weise ernährt werden wie der Organismus unserer Vorfahren, der Neandertaler. Giftprodukte der Petrochemie, wie Bisphenol A oder Weichmacher, haben darin nichts zu suchen.

Wissenswertes über unser Skelett

Es besteht aus 215 Knochen, stützt den Körper, schützt die Organe und ist außerdem Reservoir für unseren Mineralienhaushalt. Im Knochenmark werden verschiedene Arten von Blutzellen gebildet, darunter jene des Immunsystems. Der Gesundheitszustand unserer Knochen verändert sich übrigens ständig, von Tag zu Tag oder von Stunde zu Stunde, je nach Belastung und Ernährung. Das Skelett kann also z. B. am Nachmittag kräftiger sein als morgens nach dem Aufwachen. Sogenannte Osteoblasten bauen in jeder Minute Kalzium und andere Biostoffe in Knochen ein, Osteoklasten bauen hingegen verbrauchte Knochenmasse ab. Wir müssen also mit gesunder Ernährung dafür sorgen, dass stets nicht mehr Knochenzellen abgebaut als eingebaut werden.

Knochen bestehen aus einer dicken, stabilen Außenschicht und einer schwammartigen inneren Masse. Die Außenschicht setzt sich aus zahllosen winzigen, zylindrischen Lamellen zusammen, in denen in einer jeweils eigenen Kammer die eigentlichen Knochenzellen sitzen, die Osteozyten. Diese Zellen werden über feinste Äderchen mit Nährstoffen versorgt und ebenfalls übers Blut von Schlacken und anderen Abfallsubstanzen entsorgt. Chemische Schadstoffe reichern sich im Fettgewebe der Knochen und des umgebenden Bindegewebes an und begünstigen die Entstehung von Beschwerden. Wichtigste Rohstoffe für den Skelettstoffwechsel sind die Mineralien Kalzium, Phosphor, Magnesium sowie das Sonnenvitamin D, das in cholesterinhaltigen Hautzellen gebildet wird. Knochen lieben dementsprechend UV-Strahlen der Sonne, deshalb lautet das Gebot: So oft wie möglich raus ins Freie. Ebenfalls wichtig: Bewegung. Das Skelett will belastet werden. Körperliche Aktivität ist Motor für den gesamten Knochenstoffwechsel.

Muskeln brauchen gesunde Biostoffe

Diese fleischigen Teile des Körpers machen etwa 40 Prozent des Trockengewichts des Körpers aus. Sie bestehen zum großen Teil aus Eiweiß und dienen deshalb auch als Proteinreserve im Körper. Bei Eiweißdefiziten in der Nahrung und auch bei Bewegungsmangel bauen sie sich schnell ab. Unterschieden wird zwischen weißen, blutgefäßarmen Muskeln zur sofortigen Energieerzeugung (z. B. beim Rennen, Hanteltraining) und roten, blutgefäßreichen Muskeln für die Ausdauerleistung. Diese Muskeln verbrennen viel Fett, Ausdauersportarten wie Joggen, Radtouren oder Bergwanderungen machen also eher schlank als kurze, intensive Übungen im Fitnessstudio. Unser kräftigster Muskel ist der Herzmuskel, der Tag und Nacht gleichermaßen aktiv ist.

Ihre Energie erzeugen Muskeln in sogenannten Mitochondrien, winzigen Energiebrennkammern. In denen werden Glukose, der Blutzucker, oder Triglyzeride, die großen Fettmoleküle, verheizt. Damit das Energiefeuer in Muskeln so richtig schön lodert, wird viel Sauerstoff benötigt. Den gibt es zum Nulltarif im Wald oder bei Wanderungen über nasse oder feuchte Wiesen- oder Feldwege. Je mehr wir uns bewegen und je mehr Sauerstoff wir tanken, desto mehr Mitochondrien entwickeln unsere Muskelzellen und desto üppiger und leistungsfähiger werden diese auch. Kinder haben oft achtzigmal mehr Mitochondrien als Erwachsene und ihre Energiebrennkammern sind dazu auch oft noch dreißigmal größer. Kein Wunder, dass Jungen und Mädchen so viel Energie entfalten und von früh bis spät herumtollen. Viele Schadstoffe werden über feinlösliche Umweltgifte in die Bronchien eingeatmet und hemmen in den Lungen die Sauerstoffaufnahme – einer der Gründe dafür, weshalb derlei Toxine müde, schlapp, antriebsarm und lustlos machen.

Das Transportunternehmen Blut

Damit auch alle unsere cirka 70 Billionen Körperzellen rund um die Uhr mit Nährstoffen versorgt werden, zirkulieren etwa fünf Liter Blut unablässig durch Arterien (die führen das sauerstoffreiche Blut vom Herzen zu den Zellen) und Venen (in denen das nun sauerstoffarme Blut zum Herzen zurückfließt). Schade, dass unsere Umwelt so mit Schadstoffen verseucht ist, als Folge davon kreisen natürlich hohe Konzentrationen an Toxinen im Blut. Diese Gifte schädigen Zellen. Und weil sie meist fettlöslich sind, reichern sie sich speziell im Fettgewebe an. Dies bedeutet gleichzeitig, dass Menschen mit Übergewicht oder Adipositas (Fettleibigkeit) mehr solcher Schadstoffe deponieren und entsprechend mehr zu Befindlichkeitsstörungen und Beschwerden neigen. Wissenschaftler haben ausgerechnet, dass ein Mensch mit acht Kilogramm Übergewicht die doppelte Menge an Schadstoffen im Fettgewebe hat als ein schlanker Mensch.

Unser Blut besteht zu 40 oder 50 Prozent aus festen Bestandteilen, wie roten Blutkörperchen (die den Sauerstoff transportieren), weißen Blutkörperchen (das sind Polizisten des Immunsystems) sowie den Blutplättchen für die Blutgerinnung. Der Rest ist Plasma, eine gelbliche Flüssigkeit, in der viele aufgelöste Substanzen schwimmen: Albumine (das Bluteiweiß), Kohlendioxid, Stickstoffgase, Blutzucker, Nukleinsäuren für die Verjüngung unserer Zellkerne, Fettstoffe, Cholesterin, Vitamine, Mineralien, Spurenelemente, Hormone und Enzyme. Damit füttert das Blut unsere Zellen – und es nimmt auch gleichzeitig Schlacken wie Milchsäure, Harnsäure oder Ammoniak auf, um sie zur Ausscheidung über die Blase bei den Nieren abzuliefern. Das Blut würde auch nur allzu gerne die zirkulierenden Umweltschadstoffe ausscheiden – doch die reichern sich leider in der Leber und – wie erwähnt – auch im Fettgewebe an, in dem sie sich gewissermaßen verbarrikadieren – als Keimzelle möglicher zukünftiger Krankheiten.

Unsere Haut hat es besonders schwer

Denn die hat ja als Erstes Kontakt mit Umweltgiften. Unsere Haut schützt sich mit einem feinen Film aus Schweiß, abgeschilfertem Eiweiß, ranzigem Cholesterin und »guten« Bakterien gegen mögliche Krankheitserreger wie Bakterien, Viren, Keime, Pilze und andere Parasiten. Doch gegen Chemietoxine, die es in der Natur nie gegeben hat, hat sie kaum ein Abwehrmittel. Leider enthalten fast alle Seifen, Hautlotionen, Shampoos oder Duschgels Gifte in hohen Konzentrationen (vor allem Duftstoffe und Konservierungsmittel). Ihre ätzenden Säuren zerstören den wundervollen Hautschutzfilm, die Folge sind Ekzeme und andere Hauterscheinungen aller Art. Lesen Sie darüber noch mehr im Kapitel über Kosmetika.

Unsere Haut ist mit einer Fläche von rund zwei Quadratmetern und einem Gewicht von etwa zwei Kilogramm unser größtes Organ. Sie besteht aus der hornhautähnlichen Epidermis (der Oberschicht), der darunterliegenden bindegewebsreichen Dermis und der Unterschicht mit ihren Fettpolstern. Ein Stück Gesichtshaut von der Größe einer Briefmarke ist ein bewundernswertes Exempel für die genetische Kreativität der Natur. Es enthält etwa 3 Millionen Hautzellen, 4 Meter Blutgefäße, 4 Meter Nerven, 120 Schweißdrüsen, 18 Öldrüsen, 25 Nervenenden und zahlreiche andere Bestandteile. Die Haut schützt uns nicht nur vor Krankheitserregern, sondern sie sorgt auch für eine möglichst gleichbleibende Körpertemperatur. Bei Wärme oder Hitze pumpen unzählige winzige Drüsen Schweiß auf die Hautoberfläche. Der Schweiß verdampft – und wir haben das wohltuende Gefühl von Kühlung.

Schleimhäute: Angriffsziel der Umweltgifte

Ähnlich wie die Haut werden auch unsere Schleimhäute als Erstes von Umweltgiften angegriffen, im Mund-, Nasen- und Rachenraum, in der Lunge, im Magen-Darm-Trakt oder im Blasen- und Genitalbereich. Schleimhäute sind allerdings noch weit empfindlicher als unsere Haut mit ihrer Hornhautbarriere. Deshalb leben die sogenannten Epithel-Zellen der Schleimhäute meist nur wenige Tage und werden danach abgeschilfert und durch neue, junge, unverbrauchte Schleimhautzellen ersetzt. Auf diese Weise erneuert sich dieses Bollwerk ständig und kann sich so gegen krankheitserregende Eindringlinge wie Bakterien, Keime oder Pilze behaupten. Ein gesunder Erwachsener verliert pro Tag bis zu 250 Gramm seiner Darm-Mukosa, also Epithelzellen in Dünn- und Dickdarm. Die bestehen bis zu 80 Prozent aus reinem Eiweiß, das sofort von Proteasen (Eiweiß spaltenden Enzymen) abgebaut und erneut dem Stoffwechsel zugeführt wird.

Gegen Dauerattacken von Chemietoxinen ist leider auch dieses von der Natur wundervoll konstruierte Abwehrsystem machtlos. Die Folge: Pilzbesiedelungen, Lebensmittel-, Duft- oder Farbstoffallergien, Juckreiz, Asthma, ständiger Husten- und Niesreiz, Beschwerden beim Wasserlassen trotz ständigem Harndrang und vieles mehr. Unter der Belastung durch chemische Schadstoffe können sich Schleimhäute nicht mehr ausreichend regenerieren. Sie trocknen und dünnen dann nach und nach aus und verlieren ihren basischen Schleimhautschutz. Dann sind sie den ätzenden Säureangriffen von Toxinen noch hilfloser ausgesetzt. Schleimhäute können schließlich teilweise verhornen und somit ihre Schutz- und Verteidigungsfunktion im Immunsystem verlieren.

Unser Gehirn – Meisterwerk der Schöpfung

Es besteht aus rund 200 Milliarden Neuronen, die in rund 800 Milliarden schützende, sogenannte Glia-Zellen eingebettet sind, aus denen heraus diese Gehirnzellen mit Nährstoffen versorgt werden. Das Gehirn wiegt zwischen 1250 Gramm (bei Frauen) und 1370 Gramm (bei Männern), besteht zum großen Teil aus Fettgewebe und beansprucht Tag und Nacht rund ein Viertel unseres gesamten Biostoffbedarfs. Weil das Gehirn extrem empfindlich ist, ist es gegen den übrigen Organismus durch die Blut-Hirn-Schranke abgeschirmt. Zugang haben Nährstoffe, wie Vitamine, Aminosäuren oder Spurenelemente, nur über bestimmte Rezeptorporen in den Zellwänden der feinsten Gehirngefäße. Doch fettlösliche Substanzen schlüpfen leicht durch das Bollwerk der Absperrungen. Dazu zählen Nikotin, Alkohol – und leider eben auch die meisten chemisch-synthetischen Schadstoffe.

Das Gehirn ist Schaltzentrum unserer kognitiven Wahrnehmungen, wie Sehen, Hören, Riechen, Schmecken oder Ertasten, aber auch Herzstück unserer Gefühle und Empfindungen. Die werden vorwiegend vom Zwischenhirn aus kontrolliert und gesteuert, mit den Hauptdrüsen Hypothalamus und Hirnanhangdrüse (Hypophyse). Die Neuronen sind über feinste, unendlich vielfältig verästelte Dendriten vernetzt, Verzweigungen, die Hirnsignale elektronisch weiterleiten. Wenn sich in ihnen fettlösliche Giftstoffe einlagern, werden sie in ihrer Funktionsfähigkeit beeinträchtigt. Die Folge können Konzentrationsstörungen und frühzeitige mentale Alterserscheinungen sein, bis hin zu Demenzerkrankungen.

Unsere inneren Organe

Die spielen eine bedeutende Rolle in unserem Körper, sie sind direkt oder indirekt miteinander vernetzt, erfüllen jeweils ganz spezielle, fest umrissene Aufgaben. Wenn wir uns kerngesund mit naturbelassenen Lebensmitteln ernähren, für ausreichend Schlaf- und Ruhephasen sorgen und uns viel in frischer Luft bewegen, sind sie auch zu 100 Prozent leistungsfähig. Dann sind wir mental und körperlich gut drauf, fühlen uns fit und optimistisch. Voraussetzung ist, dass wir die Dauerbelastung durch Umweltgifte und Schadstoffe in Haushalt und Garten abbauen.

Supermuskel Herz

Das Herz bildet ein Vierkammersystem, das zwei Kreislaufsysteme am Leben erhält: Die linke Herzhälfte pumpt sauerstoffreiches Blut, das sie über die Lunge bezieht, in die Arterien, die rechte Herzhälfte sammelt das über die Venen zurückfließende Blut und leitet es an die Lunge weiter, wo es erneut mit Sauerstoff angereichert wird. Das Herz besteht aus sehr kräftigem, dichtem Muskelgewebe, es beansprucht wesentlich mehr Sauerstoff als andere Körperteile. Es wiegt zwischen 300 und 350 Gramm und macht etwa ein halbes Prozent unseres Körpergewichts aus.

Interessant: Der rhythmische Herzschlag wird nicht, wie andere Muskelkontraktionen, durch Nervenimpulse stimuliert, sondern aus seinem eigenen Muskelgewebe heraus. Das Herz würde deshalb auch dann nicht zu schlagen aufhören, wenn sämtliche zu ihm führenden Nervenleitungen durchtrennt würden. Wenn im Mutterleib ein Baby heranwächst, beginnt sein winziges Herz bereits zu schlagen, ehe es auch nur eine einzige Nervenzelle entwickelt hat. Unser Herz freut sich jedes Mal, wenn wir in sauerstoffreicher Luft, etwa im Wald, spazieren gehen. Dann nämlich wird es auch ordentlich mit Sauerstoff gefüttert und kann seine optimale Leistungsfähigkeit entwickeln.

Bewundernswerte Lungenbläschen

Bei jedem Atemzug wird die eingeatmete Luft im Hals-, Nasen- und Rachenraum gefiltert, befeuchtet und erwärmt. Dabei werden unzählige Bakterien, Viren, Pilze oder Keime abgetötet, ehe sie Unheil im Körper anrichten können. Das Ausatmen erfolgt passiv, da erschlafft die Lungenmuskulatur, die Lunge zieht sich zusammen und die enthaltene Luft entweicht ganz automatisch. Bei jedem Atemvorgang wird etwa ein Zehntel des gesamten Lungen-Rachenraums mit Luft gefüllt, dabei saugen wir rund einen halben Liter Luft ein. Wenn wir uns allerdings sportlich oder körperlich aktiv betätigen, steigt diese Lungenleistung bis auf vier oder mehr Liter Luft pro Atemzug an.

Unsere Lungen enthalten zwischen 320 und 400 Millionen Lungenbläschen, also eine ganze Menge. Diese sorgen für den Gasaustausch. Die Bläschen nehmen aus dem dunklen Venenblut Kohlendioxid auf und geben dafür Sauerstoff ab. Dadurch wird das Blut hellrot. Pro Minute atmen wir etwa 16 Mal ein. Dies bedeutet leider auch, dass wir in schadstoffbelasteter Luft, etwa auf einer mit Abgasen geschwängerten Straße, viel Gift in uns aufnehmen. Gesteuert wird unsere Atmung vom Gehirn aus. Die Natur hat es sehr sinnvoll und fein eingerichtet, dass das automatische Atmen, z. B. im Schlaf, vom Hirnstamm übernommen wird, das bewusste Atmen hingegen vom sogenannten Kortex, der Hirnrinde.

Stoffwechselfabrik Leber

Dieses Organ ist eine große Drüse mit einem Gewicht von etwa eineinhalb Kilo, Hauptaufgabe sind Abbau und Ausscheidung von überflüssigen und schädlichen Stoffen. Da wird schon klar, dass die Leber ganz besonders unter der Belastung durch Umweltgifte leidet. Diese Toxine sind nämlich fast alle fettlöslich, sie werden deshalb im Fettgewebe und in Leberzellen, den sogenannten Hepatozyten gespeichert. Bei anhaltender Schadstoffbelastung kann es geschehen, dass die Leber bis zu 30 Prozent ihrer Leistungsfähigkeit verliert. Das wirkt sich dann verheerend für alle Entgiftungsprozesse im Körper und für den Gesamtstoffwechsel aus. Erste Warnzeichen sind chronische Müdigkeit, Schlafstörungen, nervöse Gereiztheit, Übergewicht, Hautekzeme und Magen-Darmstörungen.

Die Leber ist Tag und Nacht, in jeder Minute und Sekunde, unendlich fleißig. Sie baut nicht nur Schadstoffe ab, sondern verarbeitet auch verdaute Fette und Eiweißstoffe, stellt Enzyme und Gerinnungsfaktoren her. Sie bildet auch Gallenflüssigkeit, die im Darm Verdauungsprozesse unterstützt. Die Leber eines gesunden Menschen führt pro Tag etwa 350 Billiarden teilweise hoch komplizierte chemische Reaktionen aus, sie ist zu ihrem eigenen Schutz auf so genannte lipotrope Substanzen angewiesen, Stoffe für die Fett- und Cholesterinverwertung, die die empfindlichen Leberzellen selbst vor Verfettung schützen (z. B. durch gesättigte Fettsäuren in Wurst- oder Hackfleischprodukten oder auch durch Alkohol). Zu diesen Stoffen gehören Cholin und Inositol (in Vollkornprodukten, Naturreis, Lezithin, Bierhefe). Ideale Heilpflanzen für die Leber: Mariendistel, Löwenzahn- und Gelbwurzelprodukte.

Fleißige Nieren

Unsere beiden Nieren sind etwa zehn Zentimeter lang, sieben Zentimeter breit und bohnenförmig gebogen. Sie bestehen jeweils aus rund einer Million Nephronen, den hauchdünnen Filterchen für die Harnaufbereitung. Nieren scheiden Flüssigkeit aus und regulieren den Wasser- und Elektrolythaushalt des Körpers. Dies tun sie mit einem unvorstellbaren Arbeitsaufwand. Innerhalb von 24 Stunden strömt unser Blut etwa 550 Mal durch die Nephronen, insgesamt bis zu einer Tonne Blut. Die Filterchen schmiegen sich eng an das Nierenbecken an, in dem sich der Urin sammelt, ehe er an die Blase abgegeben wird. Alle Moleküle im Blut müssen diesen Filterprozess passieren, dabei werden Schad- und Giftstoffe, Harnsäure und Stickstoffabfälle herausgefiltert, um über die Blase ausgeschwemmt zu werden. Da kann man sich schon ausmalen, dass unsere Nieren unter einem Zustrom chemisch-synthetischer Umweltgifte ganz schön leiden.

Die Nieren arbeiten außerordentlich intelligent, sie sind stets genau im Bilde darüber, was an wichtigen Biostoffen im Blut zirkuliert, was zurückgehalten werden und was ausgeschieden werden muss. Wenn etwa zu viel Natrium oder Chlor im Blut zirkulieren, wird der Überschuss über die Blase ausgeschwemmt. Bei Nährstoffdefiziten, etwa von Eisen, Mangan, Magnesium, Aminosäuren oder Vitaminen, sind die Nieren sehr knauserig und achten sorgfältig darauf, dass möglichst kein einziges dieser Moleküle verloren geht, sondern an den Stoffwechsel zurückgeführt wird. Darüber hinaus sind unsere Nieren auch wichtige Hormonproduzenten. Sie synthetisieren Hormone z. B. für den Kalziumstoffwechsel (wichtig für unsere Knochen) oder für die Produktion roter Blutkörperchen im Rückenmark.

Faszination Körperzelle

Jede unserer rund 70 Billionen Körperzellen besteht aus etwa zwei bis drei Millionen Einzelteilen. Unser Körper enthält etwa 100 verschiedene Zelltypen, die alle eine spezielle Funktion erfüllen. Erythrozyten (rote Blutkörperchen) transportieren den Sauerstoff, Nervenzellen leiten

Reizsignale weiter, Muskelzellen sorgen für die wichtige Kontraktion, Schleimhautzellen erfüllen eine unerlässliche Funktion in der Immunabwehr. Zellen sind winzig, wenn man tausend von ihnen aneinanderreiht, überspannen sie gerade einen Fingernagel. Die Natur hat Zellen übrigens aus gutem Grund so klein gestaltet: So entfalten sie eine vergleichsweise sehr große Oberfläche für den Austausch von Nähr- und Abfallstoffen oder auch von Gasen.

Eine ölig-flüssige Membran schützt die Zelle, in ihr sitzen auch die Rezeptoren, die Lande- oder Andockstellen für Biostoffe, Hormone, Enzyme. Die Zellen sind in die sogenannte extrazelluläre Flüssigkeit eingebettet, aus der sie die vom Blut herantransportierten Substanzen aufnehmen und an die sie Schlacken und anderen Zellmüll wieder abgeben. Mitochondrien produzieren Energie aus Glukose oder Fettsäuren, in Ribosomen entstehen die wichtigen Zellproteine, im Zellkern liegen die empfindlichen Chromosomen, die unsere Gene, also die Erbanlagen, enthalten. Dieser Zellkern ist zusätzlich durch eine innere Membranhülle geschützt.

Gesund essen – besser leben

Natürliche Nahrung, wie sie im Boden wächst oder an Bäumen und Büschen reift, war seit jeher gleichzeitig Medizin, machte also satt und hielt gesund. Unser Verdauungssystem und unser Stoffwechsel bilden eine Einheit mit dem Erdreich, mit Bäumen, sprudelnden Quellen oder Getreidefeldern. Der Nahrungsbrei, den ein Apfel samt seinem Wasser, den enthaltenen Vitaminen, Spurenelementen oder Kohlenhydraten in unserem Verdauungstrakt bildet, ist den Darmzellen vertraut. Sie sind gewissermaßen genetisch mit Obst oder Gemüse befreundet, alle Inhaltsstoffe finden von ganz allein ihren Weg durch die feinen, wassergefüllten Kanälchen der Darmschleimhaut ins Blut und über diesen Transport-Highway zu den Zellen.

Was immer unsere Vorfahren, die Neandertaler (oder noch weit früher zurück, die Schimpansen), verzehrten, wurde weitgehend verwertet und bildete kaum Rückstände. Natürliche Giftstoffe in der Nahrung, etwa in verfaulenden Früchten oder schon teilweise verwestem Fleisch, werden im Darm isoliert. Dann entsteht Durchfall – und die Schad- oder Giftstoffe werden auf ganz natürliche Weise über den Dick- und Enddarm ins Freie befördert.

Obst & Gemüse als Medizin

- Alle rund 400 000 verschiedenen Arten von Land- oder Wasserpflanzen entwickeln ihre eigenen Schutzstoffe gegen freie Radikale, Bakterien, Viren, Keime, Pilze, andere Mikroorganismen oder gegen Insektengifte aller Art. Diese Pflanzen sind – genetisch gesehen – auch Teil unserer eigenen Existenz. Wir haben uns ihnen im Laufe der biologischen Evolution angepasst und nutzen ihre Heilstoffe für unseren eigenen Organismus. Das in einer Kiwi enthaltene Vitamin C schützt uns vor Infektionen, Theophyllin (in grünem Tee) vor Bronchialasthma.
- Die Natur bringt eine unermessliche Formenvielfalt hervor, deshalb gibt es auch unvorstellbar viele pflanzliche Wirkstoffe, nach Ermessen von Bio-Science-Wissenschaftlern bis zu 20 Millionen Einzel- oder Kombinationssubstanzen mit rund 300 Milliarden unterschiedlichen Wirkstoffmechanismen. Inzwischen sind allein rund 3000 verschiedene Karotene bekannt, die einzeln oder in Kombination unterschiedliche Heilkräfte entfalten. Da kann man sich schon vorstellen, dass wir auf die rund 130 000 Apothekenmedikamente eigentlich gar nicht unbedingt angewiesen sein sollten.

- Kranke Tiere wandern oft viele Kilometer weit, um heilende Pflanzen zu finden, wie z. B. kalziumhaltige Kräuter, die nach massiven Stressphasen beruhigend wirken. Faulendes Beerenobst liefert Essigsäure gegen Infektionen und Entzündungen. Bevor Hirsche auf die Brunft gehen, fressen sie gewaltige Mengen Brennesseln oder andere scharf-ätzende Pflanzen, um ihr Hormonsystem zu aktivieren.
- Viel wichtiger aber ist die vorbeugende Wirkung natürlicher Nahrung mit ihrer hohen Konzentration an Immunstoffen und entzündungshemmenden Prostaglandinen (Gewebshormonen).

Vitamine aus der Apotheke der Natur

Sie sind die springlebendigen Heinzelmännchen im Dienste unserer Gesundheit. Fett, Eiweiß und Kohlenhydrate spenden Energie und bauen z. B. Muskeln auf, Mineralstoffe kräftigen Knochen und sind aktiv am Zellstoffwechsel beteiligt. Die unendlich winzigen Spurenelemente aber sind mit den Vitaminen eng befreundet, mit denen zusammen sie quicklebendige Coenzyme bilden, die den Stoffwechsel erst so richtig in Schwung bringen. Wenn sich etwa ein einsames, bescheidenes Kupferatom mit einem Vitamin C-Molekül verbrüdert, bilden sich kaum vorstellbare Stoffwechselkräfte, die z. B. Glückshormone oder Pigmente für die Hautbräune entstehen lassen.

Wir Menschen haben leider kaum eine Vorstellung davon, welch ungeheures Potenzial an fruchtbaren Kräften in unserem Körper schlummert. Dieser innere Reichtum bleibt meist ungenutzt und vernachlässigt. Mit Mahlzeiten wie Curry-Wurst, Pommes und Majo oder mit schadstoffbelasteter Pizza aus der Mikrowelle kommt er nicht zur Entfaltung. Was meist fehlt, sind Vitamine, die heimlichen Lieblinge unseres Stoffwechsels und unserer Gesundheit. Die Nährstoffdichte in Lebensmitteln spielt also eine ganz besondere Rolle. Deshalb gilt das Gebot schon beim Einkaufen: »Sag Ja zur Natur!« Am besten also beim Biobauern, im Naturkostladen oder auch in den Bioabteilungen der großen Supermärkte nach Obst und Gemüse greifen.

Die wasserlöslichen Vitamine

Sie werden im Gewebe nicht gespeichert, ein Überschuss wird rasch über Nieren und Blase aus dem Körper ausgeschieden. Deshalb müssen gerade diese Vitamine täglich neu mit der Nahrung zugeführt werden.

Vitamin C

Ohne diesen Biostoff geht in unserem Stoffwechsel gar nichts. Vitamin C ist Dreh- und Angelpunkt aller chemischen Reaktionen, an allen Ecken und Enden unseres Organismus aktiv, als Teil von Enzymen oder auch als bedeutende Abwehrwaffe unseres Immunsystems gegen Bakterien, Viren und andere feindliche Eindringlinge. Von dieser Superwaffe der Natur benötigen wir täglich etwa 120 Milligramm, die sind in drei Kiwis bzw. Orangen enthalten. Bei Stress verdoppelt oder verdreifacht sich der Bedarf. Reich an Vitamin C sind alle Obst- und Gemüsearten, speziell Zitrusfrüchte, Beeren, Grüngemüse, Hülsenfrüchte, Kohl, Tomaten, Biokartoffeln und Spargel. Aufgepasst allerdings beim Einkauf: Ein 140 Gramm schwerer Kohlrabi aus dem Naturkostladen enthält etwa 66 Milligramm Vitamin C, ein ebenso großer Kohlrabi aus südländischer Massenproduktion oft nur 6 Milligramm, also gerade mal ein Zehntel.

Vitamin B1 (Thiamin)

Das Vitamin für Lebensfreude. Ein hoher Prozentsatz von Patienten mit nervösen Störungen leidet unter Thiamin-Mangel (ohne es freilich zu wissen). Dies mag durchaus daran liegen, dass sie sich ungesund ernähren und zu wenig von diesem Happymacher zu sich nehmen, dafür aber mehr Schadstoffe aus belasteten Lebensmitteln. B1 hilft beim Bau spezieller Enzyme mit, die Kohlenhydrate zu Glukose abbauen, und diese Moleküle sind nun mal die einzige Energienahrung für Gehirn- und Nervenzellen. Ein Defizit führt zwangsläufig zu Nervenschwäche, Schlafstörungen, chronischer Müdigkeit, depressiven Verstimmungen, Pessimismus, Konzentrationsmangel und auch zu Muskelschwäche, denn der Muskelapparat wird ja ebenfalls durch Glukose, also den Blutzucker, mit Energienahrung versorgt. Um gesund zu sein und es zu bleiben, müssen wir täglich ein bis zwei Milligramm Thiamin zu uns nehmen. Enthalten ist der kostbare Biostoff in allen Getreidearten, Naturreis, Hülsenfrüchten, Kartoffeln und Nüssen. Bester B1-Snack für zwischendurch: Sonnenblumenkerne oder Pistazien.

Vitamin B2 (Riboflavin)

Dieser Biostoff ist eine der Triebfedern bei der Energieproduktion in Zellen, arbeitet dabei eng mit der Schilddrüse und deren Hormonen zusammen. Riboflavin spielt bei allen anabolen Prozessen eine dominante Rolle, wenn etwa aus Eiweiß Muskeln oder Bindegewebe wachsen sollen. Leider ist dieser Nährstoff bevorzugt in Lebensmitteln enthalten, die mit chemischen Schadstoffen belastet sind, wie Eier, Leberwurst, Fisch oder Pilze. Gottlob sind auch Grüngemüse (Spinat, Brokkoli, Feldsalat), alle Getreidearten, Hülsenfrüchte und Sojaprodukte reich an B2 – vorausgesetzt, sie stammen aus dem Naturkostladen oder vom Biobauern.

Vitamin B3 (Niacin)

Diese Natursubstanz wirkt auf geheimnisvolle Weise im Grenzbereich von Körper und Seele. Während andere Vitamine Psychohormone von außen her aktivieren, ist Niacin selbst Teil der Biosynthese von Neurotransmittern. Weil es eine so bedeutende Rolle spielt, kann es (bei einem entsprechenden Defizit) aus dem Eiweißbaustein Tryptophan synthetisiert werden. Damit beugt die Natur einem verhängnisvollen Niacin-Mangel im Organismus vor. Niacin reguliert den Cholesterinspiegel und entlastet das Herz, weil es verengte Gefäße erweitert. Reich enthalten ist das Vitamin in Vollkornprodukten, Erbsen, Sojabohnen, Naturreis. Ideale Niacin-Psychosnacks: Erdnüsse, Mandeln, getrocknete Pfirsiche.

Vitamin B6 (Pyridoxin)

Dieser Biostoff baut speziell in Leberzellen Proteine aus Aminosäuren zusammen, er ist hoch konzentriert in Fleisch, Hackfleisch, Fisch, Geflügel und Wurst. Wenn wir diese Lebensmittel im Überfluss essen, wird den Zellen B6 entzogen, damit das viele Eiweiß aus proteinreichen Nahrungsmitteln auch entsprechend verarbeitet werden kann. Dann fehlt Eiweiß natürlich an anderer Stelle, etwa für die Synthese von Glückshormonen oder beim Aufbau von jugendlichem Kollagen. Gesünder ist es, seinen lebenswichtigen Bedarf an Pyridoxin aus pflanzlichen Lebensmitteln zu decken, wie Hülsenfrüchten, Getreideprodukten, Grüngemüse, Bananen oder Avocado. Wichtig zu wissen: Pflanzliches Eiweiß wird bis zu 60 Mal besser abgebaut und verwertet als die Proteine z. B. aus einem zähen Bissen Schweineschnitzel.

Folsäure

Wir leiden fast alle an einem Defizit an diesem kostbaren Molekül. Weil Gemüse und andere Agrarprodukte meist im Schnellverfahren mit Wachstumsbeschleunigern hochgezüchtet werden, können sie im Endstadium ihrer Reifezeit in ihren Pflanzenzellen nicht ausreichend Folsäure synthetisieren. Die Folge: chronische Müdigkeit, Alterserscheinungen aller Art. Hinzu kommt, dass Massenprodukte stets hohe Konzentrationen an Schadstoffen aufweisen. Damit wird das B-Vitamin Folsäure zum Musterbeispiel für die Toxinbelastung in unseren Haushalten.

Vitamin B12 (Cobalamin)

Dieser Nährstoff ist hauptsächlich in tierischer Nahrung enthalten, Grund für viele zu sagen: »Ich brauche das Vitamin im Schnitzel oder in meinem Schinkensandwich.« Doch wir benötigen B12 nur in unendlich winzigen Mengen, pro Tag nur etwa drei Millionstel Gramm, im ganzen Leben nicht mehr, als eine Erbse wiegt. Die vorwiegend vegetarische indische Landbevölkerung bezieht ihren Cobalamin-Bedarf aus winzigen Insekten und Käfern, die z. B. im Getreidekorn stecken. In unserem Getreide aus massiv belasteten Böden ist freilich alles mikrobielle Leben abgetötet, dementsprechend auch in typischer Supermarktkost. Vitamin B12 ist unverzichtbar für Blutbildung und Zellverjüngung, enthalten ist es in Getreideprodukten aus streng biologisch kontrolliertem Anbau. Außerdem synthetisieren unsere braven Dickdarmzellen in Gärungsprozessen Cobalamin aus Sauerkraut und Joghurt.

Die fettlöslichen Vitamine

Sie können sich im Gewebe anreichern, ebenso wie 90 Prozent aller chemisch-synthetischen Schadstoffe (in Kosmetika, Wasch- und Reinigungsmitteln, Lebensmitteln usw.). Während wir ohne lipophile Vitamine nicht leben könnten, zählen fettlösliche Umweltgifte zu den schlimmsten versteckten Krankmachern.

Vitamin A

Potenter Immunschutz für alle unsere Schleimhäute. Vitamin A entsteht in unserem Stoffwechsel aus Karotinoiden, Farbstoffen, die Pflanzen ihre herrlichen Farben verleihen, wie Tomaten, Erd- oder Blaubeeren, Orangen oder Aprikosen. Das Vitamin wirkt antioxidativ gegen freie Radikale, die speziell Schleimhautzellen aggressiv angreifen. Die sensiblen Epithel-Zellen in unserem Mund-, Hals- oder Rachenraum, in der Lunge oder im Verdauungstrakt können dann die stets präsenten Schadstoffe und Umweltgifte noch weniger abwehren.

Vitamin D

Hormonähnlicher Biostoff, der durch die Einwirkung von UV-Strahlen auf unsere cholesterinhaltigen Hautzellen entsteht und sofort über Blutgefäße an Zellen versandt wird. Vitamin D ist Sendbote der Sonne, die mit Hilfe dieses Moleküls alles Leben auf der Erde beherrscht. Der Nährstoff stimuliert Lebensimpulse, ist für stabile Knochen und Zähne wichtig. Vitamin D ist das typische Beispiel dafür, dass wir Lebensfreude oft zum Nulltarif in der Natur tanken können.

Vitamin E

Schutzpatron der extrem empfindlichen ungesättigten Fettsäuren, z. B. in Avocado, Oliven, Nüssen, Samen, Kernen oder Pflanzenölen. Vitamin E kräftigt die sensiblen Lipide in den Membranen aller Zellwände. Dies ist wichtig, Umweltgifte greifen schließlich zuerst diese Schutzhüllen an, um zerstörerisch ins Innere der Zellen vorzudringen. Deshalb ist eine Vitamin-E-reiche Kost erste Voraussetzung für mentale und körperliche Gesundheit.

Der Biostoff ist hoch konzentriert in den Schalen aller Obst- und Gemüsesorten, wie in Äpfeln, Beeren, Weintrauben, Tomaten usw.) enthalten. Überall dort also, wo Regenwasser abperlt. Aber auch in Hülsenfrüchten, Tofuprodukten, Getreide und Naturreis.

Vitamin K

Dieser Biostoff fördert die Blutgerinnung, etwa bei einer Verletzung. Er ist reich in grünem Blattgemüse und -salat enthalten, auch in Milch, Joghurt und anderen Milchprodukten. Vitamin K wird aber bei Fehlernährung mit viel Fettem und Süßem nur sehr begrenzt aus dem Darm resorbiert. Weil meist die Darmschleimhaut ausgedünnt ist, fehlt es auch an den guten, körpereigenen Bakterien, die Vitamin K synthetisieren können. Ein Grund mehr also, in der Familie auf gesunde Nahrung zu achten. Nicht zuletzt ist das Vitamin auch für die Knochenbildung, die Leberfunktion und für die Speicherung von Kohlenhydraten unerlässlich.

Wieder Teil der Natur werden

Unsere schöne Erde wird mehr und mehr von Toxinen beherrscht, deren Rohstoffe in Form von Erdöl sie auch noch selbst liefert. Was am Meeresboden an organischem Reichtum lagert, wird an der Erdoberfläche zum Umweltgift. Exempel und Verbreiter dieser massiven Schadstoffbelastung sind Plastikartikel wie Müllsäcke, Benzinkanister, PET-Flaschen, Kunststoffgeschirr, Pflanzenkübel, Abwasserrohre, Bodenbeläge, Spanplattenmöbel, Kleber, Lacke, Farben, Schalenkoffer, DVDs, Kabel, Dichtungen, Kinderspielzeug und unzählige Artikel mehr. Wir brauchen nur in unserem Wohnzimmer, in Küche oder Badezimmer den Blick herumschweifen lassen, um überall Gebrauchsgegenstände aus Kunststoff zu entdecken.

Gesund wohnen und leben sieht anders aus. Ihr Übriges tun Giftmoleküle in Wasch- und Reinigungsmitteln, Klarspülern, Kosmetika und leider vor allem auch in Lebensmitteln. Schadstoffe dringen erbarmungslos in unseren Alltag ein, bestimmen über unser Familienglück, unsere Gesundheit, unsere Zukunft. Im Kampf gegen umweltfeindliche Invasoren müssen wir uns spätestens jetzt entscheiden: Auf welcher Seite wollen wir weiterleben?

Wollen wir uns der Macht der Gifte beugen, das Paradies unserer Erde endgültig im Stich lassen? Oder wollen wir gemeinsam mithelfen, unsere Wälder, Felder, Wiesen, Berge und Gewässer zu retten? Als Vermächtnis an unsere Kinder und Enkelkinder, an alle zukünftigen Generationen? Noch haben wir die Chance …

Das Gift in unseren Lebensmitteln

So eine kunststoffverpackte Pizza ist meist gleich auf dreierlei Weise chemisch belastet:

1) Die Rohstoffe dafür sind bereits, während ihres Wachstums auf dem Acker oder während dem Herstellungsprozess, mit Schädlingsbekämpfungsmitteln belastet,
2) Bestandteile, wie Käse, Schinken oder Gemüse, sind reich an Konservierungsstoffen, und
3) aus der Verpackung selbst dünsten Wandergifte, wie z. B. Weichmacher, in das Lebensmittel aus und tragen zu dessen Giftmix bei.

Drei Gründe, von denen jeder einzelne dafür spricht, im Naturkostladen oder auch in den Bioabteilungen der Supermarktketten ökologisch unbelastete Nahrungsmittel in den Einkaufskorb zu legen.

Pestizide: Kleintiere haben keine Chance

Jedes Jahr werden auf der Erde rund 250 Millionen Tonnen chemische Substanzen versprüht oder anderweitig aufgetragen, um Schädlinge zu vernichten und Bilanzen aufzubessern. Größere Tiere können verseuchten Gebieten entfliehen, Käfer, Insekten, Würmer, Spinnen, aber auch Pilze oder Keime haben keine Chance. Pflanzenschutzmittel werden als Pestizide bezeichnet, Schädlingsbekämpfungsmittel als Biozide.

Insektizide

Am beliebtesten sind Phosphorsäureester, es gibt aber Hunderte andere Insektenkiller. Die werden auf Blätter von Nutzpflanzen aufgesprüht und vergiften beim Fraß auf qualvolle Weise kleine Tierchen. Um höhere Ernteerträge zu erzielen, lassen wir es aber dabei nicht bewenden. Neuerdings gibt es auch schon spezielle Pheromone, Duftstoffe, die Insekten oft von weither anlocken, damit sie dann von Insektiziden getötet werden. Auf diese Weise kann ein weites Umfeld des Anbaugebiets von den kleinen Tierchen bereinigt werden. Dabei spielt keine Rolle, ob es sich um wunderhübsche, harmlose Goldkäfer, um Milben, Schildläuse oder Zikaden handelt.

Herbizide

Unkraut stört nur, also muss es ausgerottet werden – damit Spinat, Erdbeeren, Radieschen oder Spargel bessere Erträge bringen. Dabei helfen Herbizide, von denen es wiederum eine ganze Reihe gibt, wie z. B. Sulfonylharnstoffe, Triazine oder Anilide. Wenn dann das Erdreich jahre- oder jahrzehntelang mit derlei Chemiegiften bombardiert wird, landen die Moleküle auch im Grundwasser oder in den Ernteprodukten selbst.

Bakterizide

Zum Chemiecocktail in unseren Nahrungsmitteln gesellen sich auch Rückstände aus Desinfektionsmitteln, die die Zellen von Bakterien abtöten. Sie werden vorwiegend auch bei der Bevorratung von Rohstoffen eingesetzt. Eine Bakteriengeneration umfasst aber nicht, wie bei uns Menschen, etwa 20 Jahre, sondern nur wenige Minuten. Bakterien haben also vergleichsweise unendlich viel Zeit, sich genetisch durch sogenannte Punktmutationen oder Polymorphismen auf Giftattacken einzustellen. So entstehen stets neue Bakterienformen – und zwangsläufig müssen neue Abwehrtoxine gegen sie entwickelt werden.

Fungizide

Pilze sind eine ganz eigene Gattung, ein Mittelding zwischen Minitier und Pflanze. Weil die Natur rund

50 000 niedere und 100 000 höhere Pilzarten hervorbringt, haben die Labortüftler in den Chemiekonzernen auch spezielle Vernichtungsmoleküle entwickelt. Die schützen Nutzpflanzen vor Pilzen, doch die Frage lautet: Wer schützt uns vor ihnen? Denn auch Fungizide lassen sich aus dem Agrarprodukt nie ganz eliminieren, landen letztlich am Ende der Nahrungskette bei uns Menschen.

Molluskizide
Zu den hartnäckigsten Feinden der Landwirtschaft zählen auch die gefräßigen Schnecken, die können Ernteerträge ganz schön drücken. Weil Schnecken zu den größeren Schädlingen zählen, wird auch mehr Gift zur Abtötung benötigt. Die Umwelttoxine gelangen am Ende mit den verwesenden Tieren ins Erdreich, sie vergiften auch harmlose Insekten, Würmer, Larven und sogar Vögel, Wühlmäuse oder Maulwürfe.

Nematizide
Der Mensch ist erfinderisch, wenn es darum geht, gezielt bestimmte Gattungen winziger Tierchen zu töten. Halogenierte Kohlenwasserstoffe eignen sich bestens, um Fadenwürmer und andere im Erdreich lebende Schädlinge zu erfassen und in einem minutenlangen qualvollen Prozess zu zerfressen. Gesünder wird der Nährboden da-

durch nicht, zwangsläufig gelangen Chemierückstände auch in die Nutzpflanze, die geschützt werden soll.

Akarizide

Diese greifen vorwiegend Milben und Zecken an, aber auch beißende Insekten. Meist werden chemische Schwefel- oder Zinnverbindungen eingesetzt, besonders gerne im Obst- und Weinbau. Ihre Rückstände finden sich deshalb häufig in Importware aus südlichen Ländern. Akarizide werden auch viel in häuslichen Gärten eingesetzt.

Rodentizide

Nagetiere, wie Wühlmäuse oder Maulwürfe, haben auch kein Recht, den geordneten Anbau der Landwirtschaft zu stören. Beliebt sind Cumarine, die als Fraßköder oder auch zur Begasung unterirdischer Gänge verwendet werden. Nährböden, die anderweitig bereits durch den Einsatz von Pestiziden aller Art zu einer Art Giftmüll wurden, verlieren dadurch endgültig ihr biologisches Gleichgewicht.

Darüber hinaus bieten die Vertriebsexperten der Biozid- und Pestizid-Hersteller weitere Umweltgifte an: Ovizide gegen Insekteneier, die im Boden abgelegt werden, Avizide gegen lästige Vögel, die den Anbau stören, oder Graminizide gegen störenden Grasbewuchs.

Konservierungsmittel: Die Vergiftung geht weiter

Organisches Leben in konventionell hergestellten Nahrungsmitteln ist für Großproduzenten schwer berechenbar und oft ein Ärgernis. Nachdem etwa Schädlinge im Agrarumfeld von reifendem Obst oder Gemüse erfolgreich ausgerottet sind, keimt die Belastung von innen – durch Bakterien, Viren, Pilze usw. Dagegen helfen gottlob weitere Gifte, nämlich die Konservierungsmittel.

Lebensmittel sollen schließlich nicht zu schnell faulen, gären, säuern oder anderweitig ungenießbar werden.

Benzoesäure

Diesen beliebten Bakterienkiller haben sich Nahrungsproduzenten von den Pflanzen abgeguckt, die diese Substanz in ihren Zellen synthetisieren und sich damit gegen Fressfeinde aller Art wehren, wie z. B. auch gegen Hefen, Pilze oder Insekten. Benzoesäure wird auch in der Tiermast eingesetzt, ebenso ins Erdreich eingebracht, damit Ungeziefer wirklich keine Chance hat. Kein Wunder, wenn praktisch jeder von uns die Giftsäure in Blut oder Gewebe hat. Das Konservierungsmittel gilt Überwachungsbehörden als bedenklich, kann Nieren- und Leberschäden hervorrufen.

PHB-Ester

Die sind nicht weniger problematisch, weil sie zerstörerisch erst die Schutzmembran und dann den Zellkern von Mikroben angreifen und zersetzen. Diese organischen Stoffe der Hydroxybenzoesäure werden in unserem Organismus ebenfalls Bestandteil des Giftcocktails. Sie zählen zu den Toxinen, die besonders häufig Allergien auslösen. Dementsprechend können wir allein mit dem Verzicht auf chemisch-synthetische Konservierungsstoffe Allergene im Körper abbauen und gesünder leben.

Sorbinsäure

Dieser Konservierungsstoff riecht nicht und schmeckt auch nach nichts, eignet sich deshalb hervorragend zur Beimengung in Wurst, Fertigprodukten aller Art, Backwaren und vielem anderen. Je mehr Sorbinsäure einem Lebensmittel untergemischt wird, desto länger bleibt es haltbar und desto problemloser übersteht es die langen Lagerungs- und Transportwege. Darüber freuen sich natürlich Hersteller und Handel – Leidtragende sind dafür wir Endverbraucher.

Schwefeldioxid

Die Gase dieser Substanz sind bei Großproduzenten von Obst, Gemüse und anderen Lebensmitteln populär, weil sie Lebensmittel noch eine ganze Weile scheinbar frisch erhalten. Behandelt werden bevorzugt Kartoffelprodukte wie Pommes frites oder Chips, aber auch Wein, Säfte, Trockenfrüchte, Mixed Pickles, in Essig Eingelegtes, Marmeladen und Süßigkeiten. Schwefeldioxid zerstört das lebenswichtige Nervenvitamin Thiamin (B1), darf deshalb z. B. in Vollkornprodukten nicht eingesetzt werden. Trotzdem gelangt der Schadstoff über Kosmetika und andere konservierte Substanzen in erheblichen Mengen in unseren Organismus.

Schadstoffhaltige Beschichtungen

Damit Wandergifte aus Kunststoffverpackungen nicht in Lebensmittel eindringen und sie womöglich zusätzlich mit Schadstoffen belasten, werden Plastikbehälter oder andere Verpackungen häufig mit Trennschichten versehen, die freilich selbst wiederum giftig sind. Nahrungsmittel sind demnach bereits beim Anbau durch Pestizide und Biozide vorbelastet, anschließend mit chemischen Konservierungsstoffen versehen und in der Verpackung auch noch durch Schichtmaterial auf Folien oder Polyethylen gefährdet. Zu allem Überfluss enthalten Kunststoffdosen, -tuben oder andere Behältnisse zusätzlich beträchtliche Konzentrationen an Giftstoffen, z. B. Bisphenol A oder Phthalate, die allgegenwärtigen Weichmacher.

PFOA (Perfluoroctansäure)

Beschichtungen haben den Auftrag, vor allem fettabweisend zu sein, damit fettlösliche Toxine nicht aus dem Verpackungskunststoff ins Lebensmittel gelangen. PFOA ist ein viel verwendetes Mittel bei Verpackungen, weil der Stoff lipophobisch (fettabweisend) ist, wird er auch für die Herstellung von Frühstücksbeuteln aus Papier oder Kunststoff verwendet. Verhängnisvoll kann sich auswirken, dass PFOA auch anderweitig eingesetzt wird, so etwa in der Außenbehandlung von Textilien. Opfer sind häufig Kinder, die wegen ihres geringeren Blut- und Gewebsvolumens weitaus höhere Konzentrationen an PFOA aufnehmen als Erwachsene.

PFT (Perfluorierte Tenside)

Für dieses Beschichtungsmittel gibt es vorläufig noch keine gesetzlich vorgeschriebenen Grenzwerte. PFT ist nur schwer abbaubar, reichert sich leicht in tierischen Lebensmitteln an und ist womöglich krebserregend. Das Chemieprodukt steckt in vielen Verpackungskartons, aus denen es in das verpackte Lebensmittel migrieren kann. Zusammen mit anderen chemischen Beschichtungsstoffen trägt es zur Schadstoffbelastung unserer Nahrungsmittel bei. Deshalb lautet die Empfehlung: Möglichst nach offener, nicht verpackter Ware greifen – und dies am besten im Naturkostladen.

Warum nicht gleich Bio?

Voraussetzung für ein möglichst weitgehend schadstofffreies Leben ist eine Ernährung mit hochwertigen, biologisch erzeugten Lebensmitteln. Doch noch immer argumentieren viele Verbraucher:

- »Bio ist zu teuer.«
- »In unserer Nachbarschaft gibt es kein Bioangebot.«
- »Wir bleiben auch ohne biologische Lebensmittel gesund.«

Keiner dieser drei Einwände ist stichhaltig. Es gibt immer mehr Gründe, Lebensmittel aus biologisch kontrolliertem Anbau in den Warenkorb zu legen.

Bio-Produkte: bestes Preis-Leistungsverhältnis

Ganz egal, ob wir uns ein Kleidungsstück, ein Auto, einen Teppich oder irgendeinen Gebrauchsgegenstand kaufen – stets stellen wir uns die Frage: »Erwerben wir ausreichend Qualität für unser Geld?« Wir kennen ja alle die treffende

Aussage: Man bekommt immer, wofür man bezahlt. Billigware mag zunächst den Geldbeutel weniger belasten, langfristig aber sind qualitativ wertvolle Artikel meist kostengünstiger. Bezeichnend dafür sind Schuhe oder Kleider aus hochwertigem Material und ausgezeichneter Verarbeitung, die man eben möglicherweise nahezu ein Leben lang trägt und an denen man auch seine Freude hat.

Das Preis-Leistungs-Verhältnis wird bei Lebensmitteln noch wenig beachtet, spielt aber eine bedeutende Rolle, speziell hinsichtlich der Inhaltsstoffe. Nährstoffreiche Kost macht und hält eben schneller satt. So entstehen auch keine ständigen Hungergefühle, deren Befriedigung letztlich oft zu Übergewicht führt. Entscheidend ist die Frage: Wie hoch sind die Konzentrationen an Vitaminen, Mineralien, Spurenelementen, Eiweiß, Kohlenhydraten oder Fett im Vergleich zu Nahrungsmitteln aus konventionellem Anbau? Im analytischen Vergleich zeigt sich die Überlegenheit von Biokost.

**Bio im Vergleich:
Beispiel Vitamin C (in Milligramm)**

Lebensmittel (pro 100 g)	konventioneller Anbau	Bioanbau
Obst		
Apfel	2,2	3,6
Aprikose	8,8	9,3
Banane	2,3	3,7
Erdbeeren	22,0	42,3
Himbeeren	17,1	27,1
Orange	18,8	44,1
Kiwi	36,0	66,4
Pfirsich	3,3	5,1
Johannisbeeren	88,0	174,0
Pflaumen	1,3	2,7
Gemüse		
Spargel	14,0	34,0
Brokkoli	44,0	67,1
Blumenkohl	28,8	43,3
Karotten	4,4	6,4
Kohlrabi	35,5	55,4
Petersilie	50,1	122,4
Kartoffeln	12,2	24,3
Tomaten	7,0	19,9
Rüben	20,0	33,1
grüne Bohnen	9,9	17,7

Bio aus dem Supermarkt

Nachdem das Verbraucherinteresse an Bioartikeln sprunghaft wächst, bauen die großen Supermarktketten ihre Abteilungen für gesundes Obst und Gemüse konsequent aus. Bio gibt es also inzwischen überall zu kaufen, meist zu Preisen, die sich von denen für konventionell angebaute Produkte nicht oder kaum unterscheiden. Auch die Qualität der angebotenen Äpfel, Tomaten, Auberginen oder Kartoffeln ist befriedigend. Die Zeitschrift Öko-Test hat 75 Biolebensmittel aus Supermärkten in Labors gründlich untersucht und ist zu dem Ergebnis gekommen, dass in diesen Nahrungsmitteln auch wirklich bio drin ist. Brot, Mehl und Kaffee schnitten sogar mit dem Prädikat »sehr gut« ab, auch Butter, Joghurt, Teigwaren und Tee erhielten gute Noten.

Zufrieden zeigt sich das österreichische Billa-Vertriebsnetz mit insgesamt mehr als 1000 Filialen: »Bio ist im Kommen.« Gernot Kasel von der Edeka-Zentrale in Deutschland: »Unsere Edeka Bio Wertkost verzeichnet erfreuliche Zuwächse.« In 4500 Edeka-Filialen, die von selbständigen Kaufleuten geführt werden, herrscht Gestaltungsfreiheit, dasselbe gilt für die sieben regionalen Großhandelsgeschäfte. Deshalb werden bei Edeka wie auch bei praktisch allen großen Supermarktketten Obst und Gemüse gerne als regionale Saisonprodukte eingekauft. Gernot Kasel: »Der Verbraucher schätzt frische, gesunde, unbelastete Ware.«

Bio ist gesünder – und schmeckt auch besser

Viele Menschen leiden unter oft rätselhaften Befindlichkeitsstörungen, meist erste Warnsymptome für einen Mangel an Biostoffen und ein Zuviel an Schadstoffen. Die Ursachen:

- Sie ernähren sich nährstoffarm, z. B. von hellen Mehlprodukten, fettem Fleisch, Hackfleisch, Wurst, Süßem, süßen Getränken und von verpackten Fertigmahlzeiten für die Mikrowelle. Vitamine, Spurenelemente und ungesättigte Fettsäuren sind Mangelware. Doch die benötigt der Organismus täglich, um mental und körperlich gesund zu sein.
- Gleichzeitig leben viele Menschen in einer extrem schadstoffbelasteten Umgebung, in sauerstoffarmen Räumen mit Teppichen, Möbeln oder Fußböden, die Tag und Nacht Umweltgifte ausdünsten. Reinigungs- und Waschmittel tragen zur Schadstoffbelastung bei, ebenso Kosmetika mit hoch konzentrierten chemisch-synthetischen Duftstoffen, mit Azofarben bedruckte Textilien und generell alles, was aus Plastik besteht.

Kein Wunder, dass wissenschaftliche Studien immer wieder belegen, dass Bionahrung vorbeugend gegen Beschwerden und heilend bei Krankheiten wirkt, die durch Schadstoffe verursacht wurden. Das deutsche Lebensmittel-Monitoring für Verbraucherschutz meldet, dass mehr als zehn Prozent untersuchter Proben von Orangen, Pfirsichen und sogar von Küchenkräutern die gesetzlichen Höchstgehalte von Pflanzenschutzmitteln überschritten. Verständlich, dass derlei Lebensmittel krank machen – und dass bio dementsprechend ganz einfach gesünder ist.

Überzeugende Argumente

Die Weltgesundheitsorganisation (WHO) berichtet, dass in zivilisierten westlichen Ländern rund 30 Prozent der Bevölkerung bereits an Krankheiten leiden, die ihre Ursache in ungesunden Lebensmitteln haben. Viele dieser Krankheiten treten sporadisch auf, werden in Statistiken nicht registriert. »Nahrungsmittel mit hohen Konzentrationen an gesunden Biostoffen wirken immer auch antimikrobiell«, heißt es. Sie unterstützen also das Immunsystem bei der Abwehr von krankheitserregenden Mikroorganismen. Weil die hoch konzentrierten Inhaltsstoffe in Biolebensmitteln gleichzeitig vorbeugende und heilende Wirkstoffe haben, helfen sie mit, dass wir, unsere Kinder und unsere Familien, gesund bleiben.

Bio als Medizin

- Ökologisch produzierte Lebensmittel kräftigen das Herz.
- Sie sorgen für eine bessere Durchblutung,
- gleichzeitig für eine bessere Nährstoffversorgung unserer Zellen.
- Sie machen Haut und Haare schöner,
- aktivieren das Fatburning,
- garantieren eine gesunde Verdauung.
- Außerdem versorgen sie das Gehirn mit Sauerstoff
- und sie stoppen Altersprozesse, halten also jung.

Ein sauberes Heim ohne Schadstoffe

So ein bisschen paradox und unverständlich ist es schon, dass wir mitunter den Putzfimmel kriegen, dabei aber auch reichlich Schadstoffmoleküle im Haus verteilen. Mit Wischtuch, Putzlappen, Papierrolle, Reinigungssprays, Staubsauger, Boden- und Teppichreinigern fegen, kehren, schrubben und scheuern wir das letzte Staubkörnchen aus der Zimmerecke – und hinterlassen dabei ein Mehrfaches an Giftmolekülen. Tenside befreien in der Waschtrommel Textilschmutz, Klarspüler in der Geschirrspülmaschine das allerletzte Fettmolekül, aggressives Natriumhydroxyt im Scheuerpulver putzt Badewanne und Kloschüssel fast von ganz allein und die nach künstlicher Zitronenfrische duftenden Fensterreiniger machen Scheiben blitzblank. Doch man muss es leider so deutlich sagen: Nahezu alles, was wir an Wasch- und Reinigungsmitteln nach Hause tragen, ist chemisch belastet. Nach dem Hausputz in den Tagen vor Ostern strahlt unser Zuhause zwar vor Sauberkeit, dafür ist es aber auch reichlich von schädlichen Substanzen besiedelt.

Deshalb lautet das Motto: Sag Ja zur Natur! Unsere Omas und Uromas haben ihr Heim ja auch adrett und sauber gehalten, mit ganz natürlichem Reinigungsmaterial. Zu einer Zeit, als es noch gar keine Fettethoxylate zum Abwischen von Polstermöbeln oder Diethyltoluamid (DEET) gegen Stubenfliegen oder harmlose Ameisen gab. Ein paar Spritzer Zitronensaft oder Essig im Putzwasser haben genügt, um Küchenspüle, Waschbecken, Fliesen, Kacheln oder Fensterscheiben von Staub und Schmutz zu säubern.

Aufgepasst beim Kauf von Waschmitteln

Die sind durchwegs mit chemisch-synthetischen Inhaltsstoffen belastet. Ist ja ganz klar: Fett, Schweiß und Schmutz haften meist fest im und am Gewebe, lassen sich schwer lösen. Erst mal in der rasend schnell rotierenden Waschtrommel aus Textilfasern befreit, sollen sie sich nicht erneut an Bettwäsche, T-Shirts oder Blusen anheften. Die Wäsche soll eben sauber aus der Waschmaschine kommen und danach duftend an der Wäscheleine hängen. Weil unter den Marktführern der Waschmittelproduzenten ein recht erbarmungsloser Verdrängungswettbewerb herrscht, werden immer neue Zusätze erfunden. Inzwischen sind alle gebräuchlichen Waschmittel Mischungen aus aktiven fleck- und partikellösenden Substanzen und chemischen Zutaten. Gleichzeitig werden immer mehr werbeträchtige Slogans erfunden, auf die wir nur allzu gern hereinfallen.

Da heißt es dann etwa: »Macht weiß, weißer geht's nicht«, »Nicht nur sauber, sondern rein«, »Himmlisch weich«, »Meeresfrische-Waschpulver«, »Ein Hauch von Duft« oder »Fresh Magic«. Je mehr Toxine unsere Waschmittel enthalten, desto erfindungsreicher gibt sich die Werbung, um über die chemischen Zusätze hinwegzutäuschen. Dem Verbraucher wird vorgegaukelt, dass seine Wäsche im Einklang mit der Natur sauber gehalten wird. Doch das Gegenteil ist der Fall. Die üblichen Vollwaschmittel sind Umweltgift in Pulverform, praktisch reine Chemie, regelrechte Schadstoffbomben mit hohen Konzentrationen an Dutzenden aggressiver Substanzen:

Tenside

Sie ermöglichen es, dass sich zwei so grundverschiedene Substanzen wie Fett und Wasser miteinander verbinden können. Dies ist bei Waschgängen wichtig, nur so können sich z. B. Fettflecken lösen. Tenside werden auch bei Kosmetika, in Seifen oder Shampoos und auch als Konservierungsstoff in Lebensmitteln eingesetzt. Somit steigt die Gesamtbelastung durch diesen Stoff. Wegen der vielfältigen Einsatzmöglichkeiten gibt es unterschiedliche Arten von Tensiden. In Europa werden jährlich rund 3,5 Millionen Tonnen dieser Substanz erzeugt und eingesetzt. Sie ist ökologisch nur bedingt abbaubar.

Silikate

Diese Ester und Salze der Ortho-Kieselsäure wirken wasserenthärtend, sie werden deshalb auch als Korrosionsschutz u. a. in Waschmaschinen eingesetzt. Da hat die Waschmittelindustrie auch schon gleich ein neues Vertriebsargument: »Macht Wäsche sauber und schützt Ihre Waschmaschine.« Quarzähnlicher Silikatstaub (wie z. B. Metasilikate oder freie Silikate) gelangt nach dem Trocknen der Wäsche oder der Kleidung beim Tragen über Abrieb auf die Haut und kann Ekzeme hervorrufen.

Polycarboxylate

Diese Substanzen helfen mit, dass es nicht zu Ablagerungen auf Textilgewebe und damit zur Vergrauung (z. B. von T-Shirts, Unterwäsche, Hemden) kommt. Sie wirken auch hemmend auf die Verkalkung des Wassers. Und Wäschefarben behalten ihre Leuchtkraft, was den Werbestrategen der Waschmittelindustrie neue Argumente liefert. Nicht die Rede ist freilich davon, dass Polycarboxylate Schleimhäute und Augen reizen und im Grundwasser nur schwer abbaubar sind.

Konservierungsstoffe

Waschaktive Substanzen können von Bakterien, Keimen, Pilzen und anderen Mikroben befallen und zersetzt werden. Deshalb werden z. B. Formaldehyd und andere

Chemiesubstanzen beigemengt, so können Waschmittel von Herstellern und Handel nahezu unbegrenzt gelagert werden. Leidtragende sind freilich wir Verbraucher, die beim Waschen einen zusätzlichen Toxin-Schub verkraften müssen.

Duftstoffe

Aromen sind die wirksamsten Verführer, Pheromone beeinflussen als sogenannte olfaktorische Substanzen sekundenschnell Kaufentscheidungen. Waschmittel müssen duften, sonst werden sie nicht gekauft, dementsprechend zielt die Propaganda der Hersteller weniger auf den Verstand als auf die Sinnesneuronen in den unendlich feinen Nasenschleimhäuten. Duftstoffe tarnen auch einen möglicherweise unangenehmen Laugengeruch. Die verwendeten sogenannten Fragrances stammen aber nicht aus der Natur, sondern aus sterilen Chemielabors, sie zählen zu den schlimmsten Umweltkillern, die es überhaupt gibt.

Farbstoffe

Wenn fertig produzierte Waschmittel aus den gigantischen Fertigungsanlagen der Industrie kommen, sind sie zunächst unansehnlich grauweiß. Dies würde nichts ausmachen, wenn nicht die Konkurrenz hübsche Farben untermengen würde, hellblau, gelb oder rosa. Zwangsläufig folgen alle Produzenten diesem Vertriebsgebot – dies ist der einzige Grund, weshalb Waschmittel farbig sind. Nebeneffekt ist freilich, dass die Schadstoffkonzentration dadurch weiter zunimmt.

Weitere chemische Zusätze

- Citrate wirken zusätzlich kalklösend.
- Gleitmittel werden Steifemitteln zugesetzt, dann lassen sich später Hemden oder Blusen besser bügeln.
- Alkohole stecken in flüssigen Waschmitteln, als Konservierungsmittel und weil sie ebenfalls schmutzlösend wirken.
- Optische Aufheller haben keine Reinigungswirkung, lassen Wäsche aber strahlend weiß erscheinen. Sie sind allerdings schwer abbaubar.
- Verfärbungsinhibitoren sorgen dafür, dass beim Waschvorgang keine Farben austreten und an der falschen Stelle in Gewebe eindringen.
- Phosphonate helfen beim Bleichen von Textilien, sind nahezu überhaupt nicht abbaubar.
- Enzyme bauen lästige, schwer entfernbare Flecken ab, wie z. B. Blut- oder Kakaoflecken oder generell Verschmutzungen durch Eiweiß- und Fettstoffe.
- Schaumhemmer verhindern ein zu starkes Aufschäumen bei Waschvorgängen.
- Stabilisatoren schützen Bleichmittel vor Zersetzung.

- Weichspüler sorgen dafür, dass Wäsche schön flauschig wird.
- Stellmittel machen Waschpulver rieselfähig und verhindern Klumpenbildung.

Kompaktwaschmittel sind vernünftiger

Wenn schon mit Chemie, dann möglichst schadstoffarm waschen. Viele Verbraucher sind der Meinung, dass Vollwaschmittel in Großbehältern mit bis zu zehn Kilo Inhalt am sparsamsten sind. Dies ist aber ein Irrtum. Der Öko-Trend geht zu Kompaktwaschmitteln mit hoher Reinigungsleistung, die 30 Prozent weniger Tenside und andere chemische Substanzen enthalten, außerdem bis zu 70 Prozent weniger umweltschädliche Salze. Trotz geringerem Einsatz von waschaktiven Chemikalien lässt sich mit solchen Waschmitteln mehr Wäsche waschen als mit den herkömmlichen Pulvervollwaschmitteln.

Jede bei uns lebende Person beansprucht statistisch gesehen zehn Kilo Waschmittel pro Jahr. Industriewaschmittel sind dabei noch nicht eingerechnet. Was davon im Grundwasser landet, zerstört in verheerender Weise organisches Leben. US-Wissenschaftler haben ausgerechnet, dass eine einzige Ladung schadstoffgetränkten Waschmaschinenwassers 300 Millionen Mikrolebewesen wie Bakterien, Keime, Pilze und Amöben zerfressen und töten kann, ebenso Kleinsttiere wie Strudelwürmer, Bachflohkrebse, Larven, Egel, Asseln, Milben, Wasserläufer, Mücken, Käfer, Kugelspringer, Spinnen usw. – und dies obwohl die meisten Abwässer zunächst in Klärschlammanlagen gefiltert werden. Unsere Vollwaschmittel verseuchen also nicht nur das Wohnumfeld, sondern in noch viel größerem Maße kostbares Leben in Erdreich, Grundwasser und Gewässern.

Lieber zu Baukastenwaschmitteln greifen

- Die schonen unsere Umwelt, bestehen meist aus zwei oder drei Komponenten.
- Zunächst macht ein Basiswaschmittel das Wasser weicher, ein Enthärter reguliert die Wasserhärte. Bleichmittel werden nur dann zugegeben, wenn Wäsche stark verschmutzt ist oder gebleicht werden kann oder soll.
- Der Vorteil dieser Waschmittel: Sie sind sparsamer im Verbrauch, enthalten wesentlich weniger belastende Schadstoffe als herkömmliche Vollwaschmittel.
- Aus Sorge, dass die Wäsche vielleicht nicht sauber genug aus der Trommel in den Waschkorb kommt, überdosieren viele Verbraucher allerdings diese leistungsstarken

Waschmittel. Da kommt es mitunter auf Erfahrung und auch auf Fingerspitzengefühl an – bis man am Ende die richtige Dosierung herausgefunden hat.

Was es sonst noch für Waschmittel gibt

- Feinwaschmittel sind meist frei von Aufhellern, sie lassen sich sparsam dosiert für Waschgänge von feinen, farbigen und besonders empfindlichen Textilien verwenden.
- Colorwaschmittel sind meist ebenso frei von Bleichmitteln und auch von Enthärtern oder vergrauungshemmenden Substanzen. Dafür stecken in ihnen mehr farbschützende Chemiestoffe.
- Spezialwaschmittel eignen sich für Sportbekleidung aus synthetischem oder teilweise synthetischem Material, bzw. auch für Textilien mit Leder- oder Kunststoffbesatz. Solche Waschmittel sollten möglichst sparsam verwendet werden. Dasselbe gilt auch für sogenannte Funktionswaschmittel für Leder, Kunststofftextilien, Mikrofaserprodukte usw.
- Tandemwaschmittel sind Kombinationen von Kompaktvollwaschmitteln und Colorwaschmitteln, die weitgehend ohne hochaktive toxische Substanzen auskommen. Sie eignen sich für weiße Wäsche und hohe Temperaturen.

- Kombinationswaschmittel sind oft mit aggressiven Waschkraftverstärkern versehen, mit Alkalien, Tensiden und Komplexbildnern. Sie zählen zu den Waschmitteln, die der Umwelt am meisten zusetzen.
- Bewertet und kritisch beurteilt werden Waschmittel nach der Menge der zugesetzten Chemikalien, toxischen Inhaltsstoffen, löslichen oder unlöslichen anorganischen Substanzen, nach organischen Stoffen, die biologisch nicht oder kaum abgebaut werden können, und nach der Quantität des benötigten Sauerstoffs für den Abbau enthaltener Schadstoffe.

Umweltfreundlich waschen – die bessere Lösung

So ganz ohne chemische Zusätze kommen wir beim Wäschewaschen kaum aus. Praktisch alle im Handel erhältlichen Waschmittel enthalten Substanzen, die organisch nicht oder nicht vollständig abbaubar sind, Gewässerorganismen schädigen und sich im Boden oder im Grundwasser anreichern. Trotzdem kann man gerade bei Waschgängen die Umweltbelastung – im Haushalt oder in der Natur – erheblich reduzieren. Die wichtigsten Tipps:

- Waschtrommel jeweils möglichst voll beladen.
- Dosierung möglichst präzise auf den Verschmutzungs-

grad einstellen. Also nicht unbedingt zu viel Waschpulver einfüllen.

- Wenn auf der Packung zwischen leicht, normal und stark verschmutzter Wäsche unterschieden wird, genügt für die üblichen Waschvorgänge fast immer die Dosierung »leicht« oder »normal«. Ein Zuviel an Waschpulver macht die Wäsche auch nicht sauberer, sondern schadet lediglich der Umwelt.
- Waschmittel sollten auch entsprechend der Wasserhärte dosiert werden. Den Grad der Wasserhärte kann man beim Wasserversorgungsunternehmen erfragen.
- Beim Wasserhärtebereich 1 (weiches Wasser) braucht man am wenigsten Waschmittel, beim Härtebereich 2 oder 3 entsprechend mehr.
- Empfehlenswert sind Waschmittel im Baukastensystem oder Kompakt- bzw. Superkompaktwaschmittel im Tandemsystem. Sie erzielen gute Waschergebnisse und belasten die Umwelt weniger.
- Flüssigwaschmittel belasten wegen ihres höheren Tensidgehalts Kläranlagen und Grundwasser mehr als Waschmittel in Pulverform.
- Möglichst das 40-Grad- oder 60-Grad-Waschprogramm einstellen anstelle des 90-Grad-Programms. Kochwäsche sollte die Ausnahme sein.
- Auf Vorwäsche kann man bei der Qualität moderner Waschmittel im Allgemeinen verzichten, ebenfalls weit-

gehend auf Weichspüler und vielleicht auch auf einen separaten Wäschetrockner.
- Ansonsten sollte man die Häufigkeit von Waschvorgängen möglichst reduzieren. So manches Kleidungsstück muss nicht unbedingt schon nach einmaligem Tragen erneut in die Waschtrommel.

Beim Einkauf von Waschmitteln sollte man die Angaben zur Ergiebigkeit beachten, die auf der Packung aufgedruckt sind. Produkte mit hoher Ergiebigkeit beanspruchen weit weniger Waschmitteleinsatz pro Waschgang. Hoch konzentrierte Waschmittel erfordern auch kleinere Verpackungsgrößen, sparen also Verpackungsmaterial – ein weiterer Beitrag für eine gesunde Umwelt. Von den höheren Preisen sollte man sich nicht abschrecken lassen, ein genauer Vergleich bezüglich der Ergiebigkeit zeigt meist schon auf, dass höher konzentrierte Waschmittel letztlich zu kostengünstigeren Waschgängen führen. Auf der Verpackung ist die Anzahl der Waschmaschinenfüllungen angegeben, mit der der Packungsinhalt bei mittleren Wasserhärtegraden verwendet werden kann.

Haushaltsreiniger: Keimfrei mit Gift

Nicht wenige Menschen haben ein halbes Dutzend oder mehr verschiedene Sprays in Küchen- oder Badezimmerschränken: Fensterspray, WC-Spray, Raumspray, Fliesenspray, Fußbodenspray, Insektenspray, Backofenspray usw., die alle mehr oder weniger mit denselben Schadstoffen reinigen und dabei ihre Toxin-Moleküle verbreiten. Der sanfte Druck auf den Auslöserknopf des Sprühbehälters soll möglichst innerhalb von Sekunden für Sauberkeit sorgen. Sprays repräsentieren unsere Vorliebe dafür, Hausputzaufgaben auf chemisch-synthetische Gifte zu übertragen. Wozu mit der Fliegenklatsche hinter Mücken herjagen? Oder die Herdplatte erst lange mit harmlosem Backsoda, Wasser und Küchenlappen blankschrubben?

Wenn man ablesen möchte, wie umweltfreundlich ein Zeitgenosse denkt und handelt, braucht man sich nur den Inhalt seiner Haushaltsschränke anzugucken. Ein Blick auf das Kleingedruckte auf dem Etikett der vielen bunten Plastikbehälter sagt einem schnell genug, wie viel schädliche Chemie in den Reinigungsmitteln steckt.

Fast überall lauern die tückischen Toxine in beträchtlichen Konzentrationen. In

- Schimmelpilzkillern
- Grill- und Backofenreinigern
- Mückenspray
- Spülmitteln
- Fußboden- und Tepichreinigern
- Klarspülern
- Scheuermitteln
- WC- und Raumspray
- Abflussrohrreinigern
- Entkalkern
- Glasputzmitteln
- Metallpolitur
- Rostentfernern
- Sanitärreinigern
- und vielem mehr

Je mehr verschiedene Produkte eingesetzt werden, desto mehr steigt die toxische Gesamtbelastung im Haushalt. Dabei akkumulieren nicht nur gebräuchliche und als gesundheitsschädlich eingestufte Einzelstoffe wie Diethanolamin oder Propylenglycol, sondern es entsteht auch ein Schadstoffcocktail aus Tausenden anderen chemischen Inhaltsstoffen. Weitgehend ungeklärt ist, in welcher Weise sich daraus in unserem Organismus neue Fremdmoleküle bilden, gegen die unser Immunsystem machtlos ist.

Wissenswertes über Spülmittel

Sie sollen vor allem Fett ablösen, aggressiv Flecken entfernen und nach Möglichkeit gleichzeitig nach Zitrone duften, damit man sie auch gerne kauft und ins Spülwasser gibt. Wichtigste Bestandteile sind dementsprechend Tenside und Duftstoffe. Flüssigkeiten, wie z. B. jene im Spülwasser, haben eine gewisse Oberflächenspannung. Dadurch trennen sich in der Natur Lipide (Fettstoffe) seit jeher von Wasser. Wasser und Fett vertragen sich bekanntlich nicht, deshalb kann der Regen von Tomaten- oder Apfelschalen so herrlich abperlen und auch das lipidhaltige Fell der Tiere hält Wasser ab. Genau so verhält es sich, wenn sich in der abzuspülenden Salatschüssel noch Reste von Olivenöl befinden. Mit Wasser allein lassen sie sich nicht lösen, deshalb sind wir dankbar, wenn wir dem Spülwasser Detergenzien beimengen können, wie z. B. die Tenside in unseren gebräuchlichen Spülmitteln.

Früher enthielten Seifen Fettsäuresalze als natürliches Tensid. Schon vor rund 3 000 Jahren haben Sumerer und später auch Assyrer und Ägypter tensidähnliche Seifen hergestellt, indem sie Olivenöl mit Holzasche verkochten, wodurch Pottasche entstand. Unsere moderne Zeit und wir Verbraucher verlangen freilich Emulgatoren, die Wasser und Fett sofort trennen. Tenside greifen nur leider beim Spülen auch den feinen Fettschutzfilm der Haut an, sie können ausdünsten und Epithelschichten in Schleimhäuten des Rachenraums besetzen. Sie sind zwar noch relativ gut abbaubar, allerdings bestehen unsere Spülmittel meist nicht allein aus Tensiden, sondern sie enthalten Dutzende andere und möglicherweise krankheitserregende chemisch-synthetische Substanzen, wie z. B. Alkane, Sulfonsäuren, Konservierungsmittel, Natriumsalze, ethoxylierte Fettalkohole oder Hydroxide. Handspülmittel enthalten bis zu 30 Prozent Tenside. Am meisten aggressive Substanzen stecken in Maschinenspülmitteln, hohe Konzentrationen an Alkalien, Bleichmitteln und Enthärtern. Ein besonderes Gesundheitsproblem stellen die unvermeidlichen enthaltenen Aromastoffe dar.

Der Duft in unseren Spülmitteln

In großen chinesischen Internet-Vertriebsportalen (wie z. B. Alibaba, Trade Key, DHGate oder GlobalSources) werden zu Pennypreisen chemische Aromastoffe angeboten, die Tausende Male intensiver nach Lemone, Himbeere oder Pfirsich riechen als das natürliche Obst. Eine Messerspitze davon genügt, um einen Eimer Spülmittel so herrlich duften zu lassen, dass sich manche Hausfrau sogar aufs Abspülen freut. Woran sie vermutlich nicht denkt, ist die Tatsache, dass Duftaromen zu den schlimmsten Allergenen zählen, als Auslöser von Kontaktekzemen, Husten- und Niesreiz, Asthma, Augenbrennen, Schleimhautentzündungen, Kopfschmerzen oder psychischen Störungen.

Besorgniserregend ist, dass bereits unsere Kinder mehr und mehr zu Sklaven der Verführung durch Aromastoffe werden. Alles muss verlockend nach Vanille, Erdbeere, Ananas oder Bananen duften. Was in Lebensmitteln womöglich noch verträglicher ist, wird durch den Einsatz hoch konzentrierter Lösungssubstanzen in Spülmitteln zum spontanen Angriff auf unsere Gesundheit. Nahezu alle Aromastoffe ahmen auf trügerische Weise natürliche Düfte nach. Auf die sind unsere olfaktorischen Sinneszellen schließlich auch genetisch seit Jahrmillionen programmiert. Natur wird leider nicht mehr gebraucht. Die Verführung entstammt unmittelbar den Laborkünsten der internationalen Aromenhersteller.

Das Mysterium der Düfte

- Im Gegensatz zu den Geschmacksknospen auf unserer Zungen- und Gaumenschleimhaut sind Geruchsrezeptoren in den Nasenschleimhäuten reine Neuronen. Die sind äußerst fein gefältelt und in sogenannte Mikrovilli aufgefächert, zahlreiche Ausstülpungen und Knospen, die dazu dienen, dass unsere Geruchsorgane möglichst viel Atemluft auf einmal auf Aroma-Moleküle prüfen können.
- Am Ende jedes dieser Neuronen leitet ein Axon, ein faserfeiner Fortsatz, die Duftreize zum Gehirn weiter. Atome in Duftstoffmolekülen binden sich untereinander in nahezu unendlicher Vielfalt, sie stehen in unterschiedlichen Bindungswinkeln zueinander und verbinden sich in den verschiedenartigsten Konfigurationen. Auf diese Weise entwickelten sich im Laufe der biologischen Evolution unzählige Duftvarianten.
- Pflanzen verfügen über rund hundert Mal mehr Hormone als wir Menschen, reagieren demnach weitaus empfindsamer auf Pheromone, die Duftmoleküle. Dasselbe gilt für Tiere, speziell für Insekten. Eine männliche Seidenmotte reichert in ihren ausgefransten Empfangsantennen mehr als 20 000 Rezeptorzellen allein für den Empfang des weiblichen Sexual-Pheromons Bombykol an.

- Dies ermöglicht der männlichen Motte, aus einer Luftmenge von rund 100 Billiarden Bombykol-Molekülen ein einzelnes aufzuspüren. Dem folgt die verliebte Motte dann oft über Kilometer hinweg im schwirrenden Zickzackkurs.
- Das Mysterium des Riechens nutzen Vertriebsexperten von Aromaherstellern, aber auch von Spülmitteln, um uns nach allen Regeln der Kunst zu verführen. Vorbild dabei ist die Natur, nachgeahmt von lebensfeindlicher Chemie. Unsere Aufgabe muss es deshalb sein, wieder zu den natürlichen Grundformen der Sinneswahrnehmungen zurückzufinden.

Umweltfreundlich Geschirr spülen

Tassen, Teller, Pfannen und Töpfe lassen sich per Hand oder in der Maschine auch auf natürliche und umweltschonende Weise spülen. Die besten Tipps:

- Zunächst mal alle groben Speisereste in den Hausmüll entsorgen.
- Das Geschirr möglichst unverzüglich nach dem Essen spülen oder aber zunächst mit klarem Wasser vorspülen.
- Wenn Speisereste stark angetrocknet oder in der Pfanne

eingebrannt sind, zunächst in sehr heißem Wasser, aber mit wenig Spülmittel einweichen.

- Das Spülbecken mit heißem Wasser und einer empfohlenen, nicht zu großen Menge an Spülmittel füllen. Wenn die Haut empfindlich, zu trocken oder gar rissig ist, Handschuhe anziehen.
- Das Geschirr nicht unter fließendem Wasser abspülen – da wird unnötig viel Energie verbraucht.
- Die beim Spülen verwendeten Tücher und auch Trockentücher sollten täglich gewechselt und gewaschen werden, weil sich ihnen Bakterien oder Keime anheften.

Polstermöbel & Teppiche reinigen

So ein Krabbelbaby hat es bei uns nicht immer leicht. Es rutscht auf seinen Füßchen und winzigen Händchen schon ganz selbständig über den Kunstfaserteppich, der allerdings bereits Dutzende Male reichlich mit reinigenden Tetrachlorethylenen behandelt worden ist. Mami hebt das Kleine dann aufs Sofa, dessen Synthetikfasern ebenso ihren Reichtum an Chemietoxinen ausdünsten. Die eingebauten Schaumstoffrücken aus dauerelastischem Polyurethan sind zusätzlich richtig schön getränkt mit zahlreichen Konservierungsstoffen, Vulkanisiersubstanzen, Stabilisatoren oder auch Styropor- oder Polypropylen-Flocken. Ganz abgesehen natürlich von den gesetzlich vorgeschriebenen Flammschutzmitteln, z. B. dem viel eingesetzten polybromierten Diphenylether. So ein Spannteppich oder Polstersessel darf laut Gesetz ruhig die Atemluft mit Toxinen sättigen, Hauptsache, er brennt nicht gleich lichterloh, wenn mal Zigarettenglut drauffällt.

Krabbelbabys zupfen mit ihren Fingerchen feine Polyacryl-Härchen aus dem Gewebe, stecken sie in den Mund, dadurch gelangen Reinigungsgiftstoffe wie Fettalkoholsulfate, Nitrilotriessigsäure oder Trinatriumsalze in den Mund des Kindes. Diese Stoffe haben die Eigenschaft, Textilien aggressiv von Fett und Flecken aller Art zu befreien. Ebenso wütend greifen sie aber auch Schleimhäute an. Zu berücksichtigen ist, dass Umweltgifte in Kindern bis zum Zwanzigfachen stärker allergen wirken als im Körper von Erwachsenen, die ein weitaus größeres Blut- und Gewebsvolumen haben. Da ist es schon vernünftiger, Textilböden, Sitzkissen, Polster und auch die Matratzen in den Schlafzimmern umweltfreundlich zu reinigen, um die Schadstoffbelastung zu reduzieren. Man kann Wohntextilien nämlich auch auf weitgehend natürliche Weise sauber halten.

Es geht auch ökologisch

- Möglichst keine antibakteriellen Reiniger verwenden.
- Wasser und Schmierseife sind geeignete Mittel, um Teppichböden zu wischen und zu säubern.
- Mit Essig und Wasser lassen sich Polstermöbel reinigen. Der zunächst störende Essiggeruch verfliegt rasch. Man kann aber auch Zitronensaft ins Wasser geben.
- Auch Salz zählt zu den natürlichen Reinigungsmitteln. Auf ein feuchtes Tuch geben und damit das Polstergewebe fest gegen die Strichrichtung abreiben. Wenn das Wasser verdunstet ist, verbleibt helles Salz, das sich leicht abbürsten lässt.
- Hartnäckige Flecken und Schmutzränder kann man mit Gallseife, einer milden Seifenlauge oder unter Umständen sogar mit prickelndem Mineralwasser wegbekommen.
- Wenn Flecken hartnäckig im Gewebe verbleiben, hilft ein Feinwaschmittel in leichter Konzentration. Man trägt es mit einem Tuch auf, lässt es einwirken und behandelt mit Wasser nach. Die Seifenlauge unterbindet auch elektrostatische Aufladungen.
- Ansonsten gilt: Teppiche und Polstermöbel oft lüften. Auch dadurch lösen sich Umweltgifte, die vorher von Reinigungstoxinen aufgetragen wurden.

Fenster & Böden umweltfreundlich reinigen

Glas, Laminat, Linoleum, Holz oder Fliesen sind Materialien mit harter Oberfläche, in die Schmutzpartikel nicht leicht eindringen. Sie lassen sich demnach leicht sauberwischen. Im Gegensatz zu Holzparkett sind PVC- oder Laminatböden aus verklebten Platten oder auch Fertigparkett stark mit Schadstoffen wie Chemiesäureestern, Formaldehyd und Flammschutzmitteln belastet. Sie dünsten auch so schon Tag und Nacht fleißig ihre Raumtoxine aus, da muss man nicht unbedingt auch noch schnell lösliche Sofortreiniger aufbringen, die ihre Giftmoleküle zum Schadstoffmix beitragen.

Glatte Böden kann man mit Wasser sauberwischen, in das man einige Spritzer Zitronensaft oder Essig gibt, oder auch Gallseife oder Soda. Bei stärkerer Verschmutzung auch ein ökologisch unbedenkliches Reinigungsmittel, das man in Naturkostgeschäften oder im Fachhandel erhält. Hartnäckige dunkle Streifen von Gummi- oder Ledersohlen bekommt man mit einem Radiergummi weg. Fensterscheiben lassen sich gut mit Wasser und einem Spritzer Essig, Essigessenz oder Zitronensaft putzen. Bei starker Verschmutzung muss nicht gleich der Giftspray aus dem Schränkchen geholt werden, lieber erst mit Tuch, Schwamm und Wasser das Grobe entfernen, anschließend mit Wasser nachputzen, danach die Scheiben mit der Gummilippe trocknen.

Badewanne, WC & Waschbecken: Sauber ohne Gift

WC-Reiniger sind beliebt, mit einem einzigen Handgriff oder dem Daumendruck auf den Auslöser schießt eine duftende blaue, rosafarbene oder gelbe dickliche Flüssigkeit ins Becken. Sie verbleibt einige Minuten auf der Sanitärkeramik oder dem glänzenden Porzellan, wird dann abgeschrubbt oder ganz einfach nur weggespült – es herrscht wieder sterile Sauberkeit. Der Schwung toxisches Abwasser wird freilich zum weiteren Beitrag zur Giftbelastung in Kläranlagen oder Grundwasser. Außerdem dünsten die Mittel massiv Schadstoffmoleküle aus, die schon beim Reinigungsvorgang eingeatmet werden und Schleimhäute und Augen reizen. Danach steht die Plastikflasche wieder neben dem Klobecken und wartet auf ihren nächsten Einsatz. Der farbige Kunststoff selbst und migrierende Chemiemoleküle treten aber weiterhin ungeniert aus und machen die Toilette zu einem der Hauptverursacher für Allergien.

Vorsicht, Scheuermittel

- Die üblichen Schnellputzer aus dem Supermarkt bestehen meist aus einer Ladung hoch aggressiver fettlösender Tenside, vermengt mit Natriumcarbonat, Natriumhydroxid, Benzolsulfonsäure oder Alkylderivaten. Damit das Mittel Badewanne, Becken oder Herdplatten, Granit, Metall oder Glas auch schön scheuert, besteht das Grundmaterial aus Stein- oder Marmormehl, gegen die als natürliche Substanzen nichts einzuwenden ist. Die Generationen vor uns haben ganz einfach Steinmehl mit Wasser vermengt und damit ihre Spülbecken und Wannen blitzblank gescheuert, ohne einem einzigen Mikrolebewesen wehzutun.
- WC-Schüsseln werden oft noch unbarmherziger mit Reinigungsgiften misshandelt. Auf industriellen Scheuermitteln steht zwar gern »Orangenfrisch«, »Meeresfrische« oder »Umweltfrisch«, auch die Aromen versprechen so ein bisschen Natur – aber auf dem Kleingedruckten liest man dann halt doch Alkyldimethylaminoxid oder Natriumhypochlorid.
- Nicht selten ist auch noch ein EU-einheitliches Gefahrensymbol des European Chemical Bureau (ECB) abgedruckt: ein Totenkopf für »sehr giftig«, ein abgebrochener Baum für »umweltgefährdend« oder gekreuzte schwarze Balken für »gesundheitsschädlich«.

- Weil aber immer mehr Verbraucher ökologisch denken, bieten neuerdings auch Supermärkte und Drogeriekettten eine erfreuliche Palette von desinfizierenden Scheuermitteln an, die man getrost und mit gutem Gewissen in den Einkaufswagen legen kann, z. B von Herstellern wie Frosch oder Sonett.

Allzweckreiniger selber machen

Man löst 500 Gramm Schmierseife und sechs gehäufte Esslöffel Soda unter ständigem Rühren in vier Liter heißem Wasser auf. Diese Mischung kann man in einem Kanister aufbewahren, sollte sie aber vor Gebrauch jeweils gut durchschütteln. Sie erspart den Einkauf unterschiedlicher Reinigungsmittel für Fußböden, Teppiche, Fenster, Spülbecken, Gummimatten, Duschwannen, Türen und Möbel, Herdplatten, Backöfen, Toiletten, Kosmetikablagen, Fensterbretter, Wandfliesen, Schubladen oder Regale. Zum Reinigen gibt man jeweils etwas davon ins Putzwasser.

Zutaten für ein selbstgemachtes Scheuerpulver sind 300 Gramm Schlämmkreide, 150 Gramm Soda und 100 Gramm Seifenflocken, die Zutaten gibt es in Naturkostgeschäften oder in Drogerien. Die Seifenflocken werden in einem Mixgerät gut vermahlen und mit den anderen Zutaten vermengt. Damit es auch schön duftet, kann man ein paar Tropfen Zitronen- oder Lavendelöl beigeben. Inzwischen kann man aber auch milde, ökologisch unbedenkliche Allzweckreiniger oder Scheuerpulver bzw. -milch kaufen. Dazu noch ein paar Bürsten, waschbare Lappen und einen harten Schwamm – damit ist der umweltfreundliche Putzschrank bereits komplett.

Beauty: Kann Schönheit krank machen?

Die Natur wünscht sich, dass ihre Lebewesen – und natürlich auch wir Menschen – ein Leben lang jung und schön bleiben. Ein attraktives Äußeres ist seit jeher Anreiz für die Rituale der Fortpflanzung, deshalb spielen Haut, Bindegewebe, Haare, Nägel und auch der Körperbau eine bedeutende Rolle für unser Selbstbewusstsein. Mit gesunder Ernährung aus dem Naturkostgeschäft oder der Bioabteilung im Supermarkt, mit Bewegung in frischer Luft und ausreichend Schlaf können wir unseren »Beauty-Stoffwechsel« in Schwung bringen. Doch leider: Schadstoffe und Umweltgifte nisten in unseren Schleimhäuten und Zellen, stimulieren Altersprozesse, lassen unsere biologische Altersuhr viel zu schnell rotieren. Das Prinzip lautet deshalb: Toxine meiden, gesund leben. Damit können wir unsere Zellen, Gewebe und Nerven biologisch in kurzer Zeit verjüngen.

»Du bist jünger, als du denkst«, erklärt Dr. Frank Sussman vom Human Geriatric Institute an der Berkeley-Universität in Kalifornien. Andere Wissenschaftler erklären: »Wer mit 50 Jahren aussieht wie 50 ist selbst schuld. Mit 50 Jahren aussehen wie 35 ist überhaupt kein Problem.« Voraussetzung ist ein umweltgerechtes Leben ohne schädliche Giftstoffe in Haus und Garten. Die Hunzas im Karakorum-Tal im Himalaya sind berühmt für ihre Langlebigkeit, die sie ihrer gesunden Basiskost aus unbelastetem Obst und Gemüse verdanken, verbunden mit einem stressfreien Leben in frischer Luft. Wenn dort jemand mit 70 Jahren stirbt, mag es schon mal heißen: »Der arme Mann, so jung musste er unsere Welt verlassen.« Nirgendwo gibt es so viele Hundertjährige wie bei den Hunzas. Ähnliches gilt für die Bewohner des Vilcabamba-Tals in den südamerikanischen Anden, den Bewohnern der japanischen Inselgruppe Okinawa oder den Abchasiern im Kaukasus am Schwarzen Meer.

100 Jahre werden ohne Umweltgifte

- Laut Dr. G. Pitzkhelaur, Direktor des Gerontologischen Zentrums von Georgien, leben in Abchasien rund 5000 Männer und Frauen, die älter sind als 100 Jahre. Hundertjährige machen dort fast drei Prozent der Gesamtbevölkerung aus.
- Dr. Alexander Leaf, Gerontologe an der Harvard-Universität in Boston (US-Staat Massachusetts) wunderte sich darüber, dass man in Abchasien 80 Jahre alte Menschen auf ein Alter von nur 40 Jahren schätzt. Er nahm dies

zum Anlass für Blut- und Gewebsproben und stellte bei diesen Analysen fest, dass gesund lebende Kaukasier tatsächlich kaum zellbiologische Altersprozesse aufwiesen.

- Zu einem ähnlichen Ergebnis kam der US-Wissenschaftler Dr. Edgar Cayce: »Wenn man die Lebensweise dieser Kaukasier studiert, wird deutlich, dass wir Menschen unter gesunden Umweltbedingungen problemlos hundert Jahre und älter werden können.« Ein Beispiel liefert der legendäre Abchasier Shirali Muslimov, dessen Eltern über hundert Jahre alt wurden. Er heiratete mit 110 Jahren seine dritte Frau und wurde 161 Jahre alt.
- Dr. Richard Mazees von der Universität von Wisconsin (USA) untersuchte Männer und Frauen im Vilcabamba-Tal im Süden Perus, einst Rückzugsgebiet der Inkas. Sein Fazit: »Frauen mit achtzig Jahren haben dort Knochen wie Teenager. Das Geheimnis liegt in der hohen Nährstoffdichte der Lebensmittel, dem sauberen Wasser und der unbelasteten Luft.«
- Dr. Morton Walker, Altersforscher an der University of California in Los Angeles, entnahm den Menschen von Vilcabamba Haarproben und ließ sie in seinem Institut analysieren. Die Haare enthielten außerordentlich hohe Konzentrationen an wichtigen Biostoffen und belegten die Prognose, dass man ohne Schadstoffe und mit naturbelassener Kost bis ins hohe Alter hinein mental und körperlich fit und gesund bleiben kann.

Natürlich schöner

Der römische Komödiendichter Plautus sagte etwa 200 v. Chr.: »Eine Frau ohne Schminke ist wie eine Mahlzeit ohne Salz.« Damals war Schminke freilich noch nicht so extrem giftbelastet wie das Make-up aus unseren modernen Großdrogerien und Supermärkten. Man machte sich mit natürlichen Mitteln hübscher und anziehender. Der Erfíndungsreichtum an Beauty-Artikeln war allerdings seinerzeit schon groß – und dies sogar schon mehrere tausend Jahre vorher, bei den alten Sumerern, Assyrern oder Ägyptern. Verwendet wurden:

- Alaun, hübsch kristallisierende Salze, die – mit Essig versetzt – auf die Haut aufgetragen wurden und schon bei den alten Römern als Deodorant dienten, um den in der Hitze lästigen Achselschweiß zu zersetzen.
- Kreide war die ideale Schminke, weil man sie gut mit Farben vermengen und im Gesicht auftragen konnte.
- Wenn Lidschatten, Wimperntusche oder Maskara schön schwarz sein sollten, nahm man zermahlene Kohle, Holz- oder Pottasche, die mit feinen Pflanzenölen und anderen Ingredienzien vermischt wurden.
- Henna war schon vor Tausenden Jahren beliebtes Haarfärbemittel – nicht anders als heute. Mit der tropischen Blütenpflanze haben Menschen bereits in der Bronze-

zeit Fingernägel und Haut hübsch getönt und auch Tattoos und Körperbemalungen aufgebracht.

- In der besonders nährstoffreichen Eselsmilch soll schon Königin Kleopatra in der Antike ihre Schönheitsbäder eingenommen haben, ebenso Napoleons Ehefrau Josephine Bonaparte und die österreichische Kaiserin Elisabeth.
- Blütenfarben waren früher beliebte Hilfsmittel beim Beauty-Make-up. Sie lösen sich leicht aus dem Zellsaft, lassen sich gut auf die Haut auftragen – und auch wieder abwischen.
- Bleiweiß wurde schon in der Antike mit Schminkstoffen vermengt, um diese aufzuhellen und ihnen einen schönen Glanz zu vermitteln. Es ist allerdings giftig und verlor bald seine Bedeutung als Kosmetikum.
- Ätherische Öle sind traditionell seit Jahrtausenden begehrtes Schönheitsmittel, als Badezusatz oder auch als Duftspender und Zutat zu Schminkstoffen und Hautcremes, Parfüms und Haarpflegemitteln aller Art.

Auch heute noch ist Schönheit nicht auf die Laborkünste der Chemieunternehmen angewiesen. »Die Schönheit von Haut und Haar, ein festes Bindegewebe und eine gut durchblutete Haut entstehen stets aus dem Stoffwechsel heraus«, sagen Bio-Science-Wissenschaftler. »Alle Ingredienzien, die Schad- und Giftstoffe enthalten, mögen kurzfristig trügerische Attraktivität entstehen lassen, langfristig aber machen sie Haut und Haar alt und unansehnlich.«

Von Tieren & Pflanzen lernen

Biologen und Zellforscher wundern sich ja schon immer darüber, dass Tiere bis an ihr Lebensende ihr stets gleiches Körpergewicht und ihr wunderschönes Fell, Feder- oder Schuppenkleid behalten. Sie bleiben auch ihr Leben lang jung. Die Zellen eines alten Krokodils oder einer alten Krähe unterscheiden sich unterm Mikroskop nicht oder kaum von denen eines Jungtiers. Sie sind unversehrt, jugendlich, gut genährt, leistungsfähig. Der Sterbeprozess der Tiere währt immer nur kurz. Ähnlich verhält es sich bei Pflanzen, deren Zellen während ihrer Existenzphase unverändert jugendlich bleiben. Von Tieren in freier Natur und von den Pflanzen können wir Menschen viel lernen.

Unsere Hautzellen werden stets nur über Blutgefäße von innen, aus dem Stoffwechsel heraus, mit Biostoffen versorgt. Dasselbe gilt für die Kopfhaut als Basis für die Haar bildenden Follikel und das Ausspreizen gesunder Haarschäfte. Auch unsere Finger- und Fußnägel sind auf spezielle Nährstoffe angewiesen, wie z. B. Eiweiß oder Schwefel, die Nägel und Haare schön biegsam und geschmeidig machen und glänzen lassen. Wir dürfen die Haut niemals mit aggressiv ätzenden Reinigern behandeln, die ihren natürlichen Schutzfilm zerstören, sodass Pilze, Bakterien und Schadstoffe noch leichter ins Hautgewebe eindringen können. Dasselbe gilt für unser Haar, das seinen eigenen Schutz aufbaut, der durch toxische Chemie-Shampoos oder -Festiger zerstört wird. Umso mehr sollten wir uns darauf besinnen, unser äußeres Erscheinungsbild nach den Gesetzen der Natur jung zu erhalten. Dies gilt ganz speziell für unser Bindegewebe, das mit seiner polsternden Funktion die Haut glättet, Falten, Runzeln, Krähenfüßen vorbeugt.

Das Geheimnis jugendlichen Kollagens

In unserem Körper gibt es acht verschiedene Arten von Bindgewebe, für Knochen, Organe, Haut, Blutgefäße usw., die allesamt Tag und Nacht auf Nährstoffe angewiesen sind. Kollagen ist ein nahezu unzerreißbares Netzwerk aus großen Proteinfasern, die mit Hilfe von Vitamin-C- und Zink-abhängigen Enzymen geknüpft werden. Sowohl Eiweiß als auch Vitamin C sind also unverzichtbarer Bestandteil beim Aufbau von Kollagen. Leider beanspruchen Schadstoffe und Umweltgifte viel von dem Immunstoff Vitamin C, um in unserem Organismus wenigstens einigermaßen neutralisiert zu werden. Umweltgifte sind also tückische Vitamin-C-Fresser und dies wirkt sich überall in unserem Körper aus. Typisches Beispiel sind die feinen Falten über der Oberlippe, die viele starke Raucher ausbilden, oder auch Krähenfüße unter den Augen. Hier bricht das Bindegewebe bevorzugt rasch zusammen, weil die Allergene in Nikotin, Teer usw. dem Stoffwechsel den kostbaren Immunstoff Vitamin C rauben.

Umwelttoxine greifen also tief in unser äußeres Erscheinungsbild ein – Grund genug, um in Supermarkt, Baumarkt, Drogerie oder Bioladen zu ökologisch unbedenklichen Produkten zu greifen. Von den 20 verschiedenen Aminosäuren in unserer Nahrung sind zwei ganz besonders für jugendliches Kollagen wichtig: Prolin und Lysin, außerdem noch das schwefelhaltige Zystein, das die Zellen im Bindegewebe abdichtet, sodass sie kein Wasser verlieren und nicht austrocknen. Auch für unsere Haut, unser Haar und unsere Nägel ist Zystein ein unverzichtbarer Schönheitsstoff. Mit kerngesunder Ernährung aus biologisch angebautem Obst und Gemüse versorgen wir unser Kollagen mit allen wichtigen Rohstoffen: speziell mit Eiweißbausteinen, Vitamin C und dem Spurenelement Zink.

Schlaf macht schön

- In den Regalen unserer Drogerien und Supermärkte stehen und liegen zwar Tausende hübsch verpackter

Produkte, die Schönheit versprechen – das beste aller Beauty-Mittel ist aber immer noch der Schlaf, den es bekanntermaßen zum Nulltarif gibt.

- Tagsüber altert unser Kollagen, in der Nacht baut es sich neu auf. Wenn wir nachts träumen, basteln Enzym-Heinzelmännchen mit unvorstellbarem Fleiß an der Verjüngung unserer 70 Billionen Körperzellen, ganz besonders aber an der Regenerierung des Bindegewebes. Dabei entstehen lange Ketten aus rund 1 000 Aminosäuren oder 16 000 Atomen, die durch extrem flexible und kräftige Elastinfasern verwoben werden. Ihnen verdanken wir es, dass wir morgens vor dem Badezimmerspiegel meist verjüngt aussehen: Gesichtsfalten haben sich geglättet, Bauch-, Brust- und Halsgewebe sind straffer.
- Unser Bindegewebe braucht Wasser und muss Flüssigkeit binden, damit es Haut, Organe oder Blutgefäße polstern kann. Da helfen sogenannte Glykosaminoglykane mit, schwammartige Moleküle, die das Wasser festhalten. Ganz klar, ohne Wasser schrumpft unser Kollagen und trocknet aus. Dann sehen wir womöglich viel älter aus, als wir in Wirklichkeit sind.
- Die molekülkleinen Wassertanks im Bindegewebe füllen sich, wenn wir Obst und Gemüse mit ihrem hohen Kaliumgehalt essen. Denn dieses Mineral füttert Zellen mit dem kostbaren Nährwasser, pumpt

damit gleichzeitig auch andere Biostoffe ins Gewebe, wie Eiweiß, Spurenelemente oder Vitamine.

- Doch unser Bindegewebe, besonders die empfindlichen Glykosaminoglykane, haben Feinde in unserem Stoffwechsel, die stets allgegenwärtigen Schadstoffe und Umweltgifte. Die zerstören die feinen, fetthaltigen Schutzhüllen der Kollagenzellen, dann tritt Wasser in angrenzendes Gewebe aus, das nun schutzlose Bindegewebe wird zusätzlich von freien Radikalen angegriffen – unnötige Altersprozesse sind die Folge.
- Betroffen sind vor allem Menschen, deren Schlafzimmer durch Chemietoxine in Teppichen, Fußböden, Tapeten, Vorhängen, Matratzen, Bettwäsche und Spanplattenmöbeln dauerbelastet sind. Die dünsten unablässig Schwaden von Giftmolekülen aus, die über Haut, Schleimhäute und Atemwege eindringen und die biologische Altersuhr noch schneller vorantreiben.
- Schlaf ist also nur die Hälfte eines natürlichen Schönheitsprogramms. Die zweite Hälfte besteht darin, das Schlafzimmer von möglichst allem zu befreien, was Schadstoffe ausdünstet. Auch wenn man nicht alle Möbel oder Teppiche auf einmal ersetzen kann – beim Neueinkauf aber sollte man stets nach ökologischen Gütesiegeln fragen.

Schadstoffe in Kosmetika

Mehr und mehr verschönern Beauty-Artikel zumindest die Bilanzen großer Chemieunternehmen und Kosmetikhersteller. Von der Sehnsucht, hübsch und attraktiv auszusehen, profitieren Hersteller von Rohstoffen, Produzenten und Handel – nicht zuletzt auch die Werbestrategen. Die Produktion eines Rasierschaums ist verhältnismäßig verblüffend billig, da verbleiben also bedeutende Kalkulationsmargen für TV- oder farbige Magazinwerbung auf Hochglanzpapier. Wenn dann noch ein Designer-Logo wie Joop!, Gucci, Dior, Armani, Boss, Chanel, Givenchy, Lagerfeld; Tommy Hilfiger, Dolce & Gabbana, Esprit, H&M oder Coty auf dem Label steht, bleiben wenigstens die Firmenbilanzen gesund, was man von der Haut oder dem Haar der Konsumenten nicht so unbedingt behaupten kann. Nahezu alles, was bei uns im Badezimmerschränkchen oder auf der Ablage über dem Waschbecken steht oder liegt, ist chemisch belastet:

- Seife
- Zahnpasta
- Shampoo
- Make-up
- Mascara
- Haarfärbemittel

- Deospray
- Lippenstift
- Mundpflegemittel
- Rasierschaum
- Duschgel
- Haarentferner
- Feuchtigkeitscremes
- Haarfestiger
- Parfüm
- Rasierwasser
- Sonnenmilch
- Nagellack
- und viele andere Artikel

Kaum vorstellbar: In vielen dieser Produkte halten sich – vom Bestandteil Wasser abgesehen – natürliche und chemische Ingredienzien die Waage. So mancher Beauty-Artikel besteht also zur Hälfte aus schädlicher Chemie. Das Gebot natürlicher Schönheit, wie es von allen Tieren in freier Natur und von Pflanzen repräsentiert wird, geht mehr und mehr verloren. Natur wird nicht mehr benötigt. Sag Ja zur Chemie – so lautet der Slogan der modernen Kosmetikhersteller.

Synthetische Inhaltsstoffe

Aroma- und Konservierungsmoleküle sind die häufigsten Inhaltsstoffe in unseren Kosmetika, gleichzeitig auch häufigste Ursache von Allergien, Hautbeschwerden bis hin zu Schleimhauterkrankungen und Asthma. Rund die Hälfte aller auf dem Markt befindlichen Schönheits- und Pflegeartikel enthalten synthetische Duftstoffe, von denen gibt es inzwischen eine reiche Palette von mehr als 5 000 unterschiedlichen Aromanoten.

Phthalate

Die berüchtigten Weichmacher stecken in Plastiktüten, Duschmatten, Kinderplastikspielzeug und Elektrokabeln. Sie lassen sich aber auch ausgezeichnet als Bestandteil von Nagelpolitur, Zahnpasta, Haarsprays verwenden, vermitteln Parfüms eine feine ölige Textur. Laut einer Studie des namhaften U.S. Centers for Disease Control können Phthalate in Personal Care-Produkten zu Hormonstörungen führen, besonders bei Embryos im Mutterleib. Die Weichmacher in Kosmetika werden bei Waschvorgängen von der Haut abgespült, sie erreichen über das Kanalsystem das Grundwasser, Bäche und Seen, wo sie in hohem Maße aquatisches Leben vernichten.

Parabene

Ähnlich wie die weit verbreiteten Phthalate werden auch Parabene als Konservierungsstoffe in kosmetischen Artikeln verwendet. Sie können allerdings Hautreizungen und Entzündungen verursachen. Das amerikanische Journal of Applied Toxicology weist darauf hin, dass Parabene, die in Deos, Maskara und in zahlreichen anderen Beauty-Produkten stecken, in weiblichen Brustkrebstumoren gefunden wurden. Weil aber auch Kosmetika, nicht anders als Lebensmittel, möglichst lange haltbar und damit verkäuflich sein sollen, werden ihnen gerne Parabene zugesetzt, die zu den aggressivsten Bakterien- und Keimekillern in der Natur zählen.

Triclosan

Ebenso eine Substanz, die als Konservierungsstoff Mikroben unverzüglich angreift und zerstört. Ähnliche Aggressivität entwickelt Triclosan natürlich auch gegenüber unseren Haut- oder Schleimhautzellen. Das deutsche Umweltbundesamt und EU-Behörden warnen – leider vergeblich – vor einer Verwendung nicht nur in Lebensmitteln, sondern auch in Kosmetika. Dr. Armin Schuster vom Institut für Umweltmedizin der Universität Freiburg: »Triclosan stört das biologische Gleichgewicht auf der Haut, die dadurch noch anfälliger gegenüber Umweltgiften wird.« Die chemische Substanz wird bevorzugt in

Mundpflegemitteln, Seifen, Shampoos, Zahnpasten, Rasiercreme und in zahlreichen anderen Beauty-Artikeln eingesetzt.

Diethylenglycol (DEG)
Diese chemische Substanz kann Wasser binden und wird deshalb gerne in Schönheits- und Feuchtigkeitscremes verwendet. EU-Behörden warnen aber vor täglichem Gebrauch, der Stoff kann irgendwann zu Nierenschäden führen. DEG wird auch gerne Zahnpasten beigemengt, um eine cremige Konsistenz zu erzeugen. Gefährdet sind vor allem Kleinkinder und Kinder mit ihrem noch geringen Blut- und Gewebsvolumen, in dem sich Giftstoffe in höheren Konzentrationen anreichern.

Ethylendiamintetraessigsäure (EDTA)
Auf die Entwicklung dieses toxischen Konservierungsstoffs sind die Labortüftler in den Großbetrieben der Chemiekonzerne besonders stolz. EDTA ist ein sogenannter Komplexbildner, der Mikroorganismen abtötet und gleichzeitig als Detergens wirkt, also in Seifen, Shampoos oder anderen Reinigungsmittel, Fettsubstanzen löst. EDTA zerstört aber zwangsläufig ebenso die natürliche fettige äußere Hautschutzschicht, führt somit zu Entzündungen und Ekzemen.

Formaldehyd

Dieses allgegenwärtige Umweltgift dünstet nicht nur aus Spanplattenmöbeln oder Laminat-Böden aus, sondern ebenso aus Artikeln der Kosmetikindustrie, vor allem in wässrigen Produkten, z. B. in Flüssigseifen, Shampoos, Duschgels oder Conditionern. Es wird auch gerne in den lustigen Bubble-Bädern für Babys und Kleinkinder verwendet, die sich über die Luftblasen freuen, aber natürlich nicht ahnen können, wie giftig sie sind.

Darüber hinaus gibt es eine Fülle weiterer chemischer Schadstoffe in kosmetischen Artikeln, wie Silikon, Polyethylenglycol, Acrylamid, Toluene, Aldehyde, synthetische Terpene usw., ganz abgesehen von zahlreichen Duft- und Farbstoffen, die die Haut auf Dauer welk und alt machen und bestenfalls kurzfristig zu einem attraktiveren Äußeren verhelfen.

Naturkosmetika selber machen

Unsere Haut und unser Haar sind genetisch an natürliche äußere Einflüsse angepasst, wie Regen und Wind, Sonne, Nebel oder Schnee. Dementsprechend sollten auch Pflegemittel aus natürlichen Inhaltsstoffen bestehen, die mit Gesichts- oder Kopfhaut eine harmonische Symbiose herstellen. Natürliche, verjüngende Schönheitsmittel lassen sich auf ganz einfache Weise selbst herstellen, ohne ein einziges Molekül chemisch-synthetischer Giftstoffe.

Gesichtspflege

Für eine Gesichtsmaske bei trockener oder normaler Haut mischt man einen Teelöffel Sonnenblumenöl mit einem Teelöffel Sahne und einem Eigelb, vermengt die Masse mit drei Teelöffeln Hirsemehl. Die Maske wird mit einem breiten Kuchenpinsel auf das Gesicht aufgetragen und nach 20 Minuten abgewaschen. Die Haut sieht danach rosig-frisch aus. Bei fetter oder unreiner Haut verrührt man zwei Esslöffel Heilerde und einen Esslöffel Sonnenblumenöl mit einem Spritzer Zitronensaft, gibt bei Bedarf noch etwas Wasser hinzu und wäscht die Maske nach 20 Minuten mit lauwarmem Wasser ab. Wirkt adstringierend, glättet Falten und Runzeln. Wenn die Haut großporig und unrein ist, vermischt man zwei Esslöffel Vollkornroggenmehl mit zwei Esslöffeln Joghurt. Die Maske verbleibt eine halbe Stunde auf dem Gesicht.

Auch ein Frische spendendes Gesichtswasser kann man selbst herstellen. Man mischt dazu 30 Gramm Ringelblumentinktur und 100 Gramm Rosenwasser (beides aus der Apotheke). Haut gut waschen, danach einen Wattebausch mit dem Gesichtswasser tränken. Fette Gesichtshaut wirkt matter und ansehnlicher, wenn man morgens einen Wattebausch mit Wasser befeuchtet, einen Spritzer Essig daraufgibt und das Gesicht damit abtupft. Auch raue Haut kann auf natürliche Weise wieder samtweich werden: Einen Würfel Bäckerhefe mit Milch ansetzen und gären lassen. Nach einigen Stunden die Mischung in ein warmes Vollbad geben und sich 15 Minuten lang darin entspannen.

Schöne Haut

Wenn Hände rau, trocken oder rissig sind und zu winzigen Blutungen neigen, sollte man sie nach dem Waschen mit etwas Zitronensaft einreiben. Man kann sie aber auch einmal am Tag 10 Minuten lang in einer Schale mit handwarmem, kaltgepresstem Olivenöl baden. Das Öl nicht weggießen, sondern öfter benutzen. Um eine Handlotion herzustellen, erwärmt man eine Tasse Milch, löst darin einen Esslöffel Bienenhonig auf und vermixt beides mit dem Saft einer halben Zitrone. Die Mischung in einem Behälter aufbewahren und nach jedem Händewaschen erneut benutzen.

Wenn sich am Hals Falten bilden, kann man zweimal pro Woche abends vor dem Schlafengehen einen Teelöffel süße Sahne sanft einmassieren oder jeden Abend einen Teelöffel erwärmtes Sesamöl auftragen. Müde Füße erholen sich rasch nach einem Fußbad, in das man eine Tasse Obstessig gibt. Wirkt erfrischend, beseitigt Fußschweiß. Wenn die Füße angeschwollen sind, hilft eine Handvoll Kochsalz in einer Fußbadewanne mit warmem Wasser.

Volles, glänzendes Haar

Wenn Haare trocken und spröde sind, kann man die Haarspitzen vor dem Waschen mit warmem, süßem Mandelöl einreiben. Möglichst lange einwirken lassen, vielleicht sogar über Nacht. Bei extrem trockenem und strapaziertem Haar verquirlt man ein Eigelb mit einem Esslöffel warmem Mandelöl. Die Masse wird in das gesamte Haar eingebracht, dann zieht man eine Plastikhaube darüber, umwickelt sie mit einem Frotteetuch und lässt eine halbe Stunde lang einziehen. Anschließend werden die Haare wie üblich gewaschen.

Weiches, empfindliches Haar sollte nach jeder Wäsche mit einer Mischung aus einem Viertelliter Essig und einem halben Liter warmem Wasser gespült werden. Damit werden Seifenreste neutralisiert, das Haar bleibt geschmeidig. Wenn der Essiggeruch stört, nochmal kräftig mit klarem Wasser nachspülen. Blondes Haar wird durch eine Spülung mit dem Saft einer halben Zitrone und einem halben Liter Wasser heller. Einen natürlich wirkenden Haarfestiger kann man mit einer Tasse Bier herstellen, das man nach dem Waschen unter die Haare mischt. Der Geruch verfliegt schnell, die Haare erhalten einen schönen, seidigen Glanz. Man kann auch einen Teelöffel Bienenhonig in einem Viertelliter warmem Wasser auflösen und diese Mischung im Haar verteilen. Gegen Schuppen helfen zwei Teelöffel getrocknete Brennnesseln, die mit zwei Tassen Wasser aufgekocht werden. 15 Minuten ziehen lassen, nach dem Abkühlen als Haarspülung verwenden. Kräftigt das Haar und regt das Wachstum an.

Gesünder wohnen in umweltfreundlicher Einrichtung

Es ist schon ein herrlich erfrischendes Gefühl zu wissen: »Alles in meinem Haus ist öko und bio – Umweltgifte haben hier keine Chance.« Früher, als sich das menschliche Immunsystem noch nicht mit den Retortengiften der chemischen Großindustrie herumschlagen musste, gab es ausschließlich natürliches Material für Häuser und Einrichtung:

- Lehm
- Kalk
- Holz
- Korbgeflecht
- Keramik
- Sisal
- Kork
- Bambus
- Kapok
- Wolle
- Leinen
- Seide

Inzwischen werden diese wundervollen natürlichen Rohstoffe durch andere ersetzt:

- Polymerbeton
- Hartschaumplatten aus Polyurethan
- Spanplatten
- PVC-Vertäfelungen
- Kunststofffliesen
- Polyester-Teppiche
- Vinyl-Tapeten
- Plastikmöbel
- Laminat
- Polyethermatratzen

Einrichtungsgegenstände aus natürlichen Materialien tragen zu einem gesunden Raumklima bei. Sie sind unbelastet und atmungsaktiv. Einrichtungsgegenstände aus Synthetik oder mit hohem Kunststoffanteil hingegen dünsten Schadstoffe aus. Die dringen nicht nur aggressiv über Schleimhäute und Atmungswege in den Organismus ein, sie senken auch – als zusätzliche Belastung für unsere Gesundheit – den Sauerstoffgehalt der Atemluft.

Nach und nach zieht Gesundheit ein

Auf einen Schlag eine komplette Wohnungseinrichtung austauschen – dies geht natürlich nicht. Aber weil man ja viele Jahre inmitten seines Mobiliars verbringt, sollte man sich wenigstens beim Neukauf nach ökologisch unbedenklichen Schränken, Sitzmöbeln, Betten oder Teppichen umsehen. In Fachgeschäften also nach Gütesiegeln fragen, die gibt es inzwischen für Tapeten oder Vorhänge ebenso wie für Matratzen oder Polsterstühle.

Ökologische Bodenbeläge

Parkett, Teppiche usw. nehmen stets eine große Fläche ein, außerdem migrieren im Fußboden enthaltene Umweltgifte vorwiegend nach oben, direkt in die Raumluft hinein, tragen im Allgemeinen nahezu zur Hälfte zur Schadstoffbelastung in Wohn-, Schlaf- und Kinderzimmern bei. Ehe man also ein stark schadstoffbelastetes Sofa entsorgt, sollte man erst mal darangehen, »Giftböden« aus Wohnung oder Haus zu entfernen und durch Böden aus natürlichem Material zu ersetzen.

Teppichböden

Ideal sind Textilböden aus Sisal, Wolle, Kokos, Hanf oder Ziegenhaar, am besten ohne Beschichtung oder mit Juterücken. Naturfasern haben den Vorteil, dass sie die Luftfeuchtigkeit regulieren, Gerüche absorbieren, wärme- und schalldämmend wirken und sich nicht elektrostatisch aufladen. Sie müssen auch nicht teurer sein als Synthetikbeläge. Neue Teppichböden möglichst nicht verkleben, sondern verspannen, gegebenenfalls mit einem Klebeband an den Randleisten fixieren.

Feste Böden

Die können aus Tonfliesen, natürlichem Linoleum, Kork oder auch aus Holzdielen sein, die allerdings nicht verklebt, sondern vernagelt sein sollten. Das gute, alte Linoleum gibt es inzwischen wieder als schadstofffreien Belag. Weil es fußwarm ist, eignet es sich gut für Treppen, Flur, Keller oder Kinderzimmer. Beim Kauf allerdings nachfragen: Linoleum darf und soll keine chemischen Zusätze wie z. B. bleihaltige Trockenstoffe, Titandioxid oder Polyacrylat als Oberflächenbeschichtung haben. Natürliche Holzböden müssen nicht versiegelt werden. Wenn sie unlackiert sind, kann man sie mit Bienenwachs oder Holzöl behandeln. Linoleum und Tonplatten erhalten durch Leinölfirnis oder Holzöl, verdünnt mit Balsamterpentinöl, einen feinen matten Glanz.

Gesunde Sitzmöbel

Billige Polstermöbel bestehen häufig aus Styroporschalen und Spanplatten, zusammengetackert mit einer aufgeschäumten Kunststoffauflage und überspannt mit Synthetikmaterial. Mit jedem Reinigungsgang mixen sich unter den ohnehin vorhandenen Reichtum an Schadstoffen auch noch Tenside, Duftstoffe und Fleck- bzw. Fettlöser, meist aus den üblichen Spraydosen. Außerdem sind sie auch noch mit gesetzlich vorgeschriebenen Flammschutzmitteln belastet. Wenn also mal wieder Polstermöbel ausgetauscht werden sollen, lieber ein ökologisch unbedenkliches Stück ins Wohnzimmer stellen.

Schadstofffrei sitzen

Beim Kauf nachfragen, ob die neue Couch oder der Fernsehsessel auch ja keine versteckten oder verdeckten Spanplatten oder irgendwelche Kunststoffelemente enthält. Ideal sind Sessel, Sofas oder Polsterhocker aus unbehandeltem oder natürlich gewachstem Vollholz, Rattan oder Weidengeflecht, möglichst ohne Metallteile. Sitzkissen sollten lose auf einem Untergestell aus Latten liegen. Empfehlenswerte Füllungen bestehen aus Roggen- oder Dinkelstroh, Rosshaar, Kokosfaser, Torffaser oder Kapok, jeweils mit einer Auflage aus Wolle oder Baumwolle. Die Bezüge sollten waschbar und ebenfalls aus natürlichem Material sein, wie Wolle, Baumwolle, Seide, Wildseide oder Leinen.

Feste Sitzmöbel

Bei Küchenstühlen oder Arbeitsstühlen fürs Kinderzimmer ist oft das Billigste gut genug. Da greifen viele zu Kunststoffmöbeln, die hübsch geformt und möglicherweise auch attraktiv farbig sind. Doch auch hier gilt die Regel: Was besonders preisgünstig erscheint, ist meist besonders mit Schadstoffen belastet. Geformte Stühle bestehen oft aus gepressten und mit giftigen Klebern verpressten Holzteilen, Kunststoffstühle aus Bisphenol A, einem der am weitesten verbreiteten Umweltverpester in unseren Haushalten.

Möbel & Betten

Lass die Natur in deine Wohnung – so lautet das Motto umweltbewusster Menschen. Schränke, Kommoden, Regale, Tische und Betten sollten nicht zur Hälfte aus schadstoffbelasteten Verleimungen bestehen, nur weil die Billigmöbelindustrie davon profitiert. Die Umweltbelastung entsteht zumeist nicht durch die Holzanteile im Mobiliar, sondern durch Kleber, Farben und Lacke, die bei der Herstellung verwendet werden.

Schränke, Regale, Tische usw.

Die sehen im Möbelgeschäft auf den ersten Blick oft aus, als wären sie aus purem, massivem Vollholz. Doch die nachgeahmten Kunststofffurniere täuschen, auch wenn die Maserung zeichnungsgetreu den natürlichen Holzwuchs kopiert und den Eindruck erweckt, als handle es sich um Buche, Ahorn, Eiche, Nussbaum oder sogar um Palisander. Vollholzmöbel sind die Alternative. Sie sind zwar oft deutlich teurer, halten dafür aber auch länger. Günstig sind Möbel aus Bambus oder Rattan bzw. auch Massivholzmöbel mit Korbgeflechtanteil.

Neuerdings bietet der Handel auch Möbel aus verleimten Elementen an, die nicht mit giftigen Epoxidharzen, Klebern und Lacken behandelt, sondern mit natürlichen Substanzen verklebt sind. Sperrholz, Span- oder Multiplexplatten sind ohne Formaldehyd-haltige Harzleime oder andere Schadstoffe mit vernünftigeren Dispersions-, Weiß- oder anderen umweltfreundlicheren Klebern verarbeitet. Wichtig zu wissen: Giftstoffe treten vor allem in stark aufgeheizten Räumen mit hoher Luftfeuchtigkeit aus. Räume, in denen noch schadstoffbelastete Möbel stehen, sollten deshalb häufiger gelüftet werden.

Schlafen wie im Traum

Viel gesündigt wird leider immer noch beim Betten- und Matratzenkauf. Dabei ist gerade ein gesunder Schlaf Basis für mentale und körperliche Fitness. Beim Träumen regenerieren und verjüngen sich alle unsere Zellen, beim regelmäßig-ruhigen Atmen sollte man nicht unbedingt jedes Mal einen Schwall Giftstoffe in die Lunge saugen. Immerhin verbringen wir ein Drittel unseres Lebens im Bett.

Bettgestell und Lattenrost

Sag Ja zur Natur – diese Maxime gilt auch hier. Ganz klar, dass das Bettgestell möglichst aus Massivholz sein sollte oder aber mit natürlichen Klebern verleimt. Auch der Holzlattenrost sollte möglichst keinen Kunststoff, keine synthetischen Kleber und möglichst auch keine Metallteile enthalten. Weil sich Staub und schädliche Gase meist am Boden entfalten, sollte das Bettgestell nicht zu niedrig sein. Dies sorgt für eine bessere Luftzirkulation und auch für eine vernünftigere Matratzenbelüftung. Der Lattenrost sollte nicht starr, sondern an Kopf- und Fußende verstellbar sein. Der Körper muss sich beim Schlafen in die Unterlage einschmiegen können, dabei sollte die Wirbelsäule eine möglichst gerade Linie bilden, Schultern und Hüften also etwas einsinken. Verstellbare, mit umweltfreundlichem Material hergestellte Lattenroste gibt es – ebenso wie ökologisch produzierte Bettgestelle – im Fachhandel. Die Latten sollten nicht lackiert sein, denn dann sind sie nicht mehr diffusionsfähig und es kann zur Schimmelpilzbildung zwischen Matratze und Lattenrost kommen. Am besten immer nach EU-Gütesiegeln fragen, bei ausweichenden Antworten hartnäckig nachbohren.

Eine Matratze zum Träumen

Die üblichen Schaumstoffmatratzen sind meist entweder zu hart oder zu weich, außerdem wenig luftdurchlässig, sodass man auf ihnen schwitzt. Außerdem laden sie sich elektrostatisch auf, was schadstoffbelasteten Staub aus dem ganzen Schlafzimmer anzieht. Derlei Matratzen sind meist auch wahre Toxin-Depots, die ordentlich Schadstoffmoleküle zum ohnehin vorhandenen Giftmix im Schlafzimmer beisteuern. Federkernmatratzen sind gesünder, bedenklich sind jedoch die elektromagnetischen Auswirkungen des Metallkerns. Im Prinzip gilt für Matratzen das Gleiche wie für unsere Kleidung: Sie sollten luftdurchlässig sein, Feuchtigkeit aufnehmen und wieder ableiten, den Körper wärmen und keine schlechten Gerüche verbreiten. Ideale Matratzenfüller sind Kapok, Kokos, Torffaser, Rosshaar, Baumwolle oder Schafschurwolle. Beim Kauf unbedingt nachfragen, ob der Füllung nicht etwa Kunststoff untergemischt ist.

Raumtextilien: die wichtigsten Infos

Kunststofffasern ziehen Staub- und Schmutzteilchen an und verbreiten sie ebenso an ihre Umgebung. Dies liegt weitgehend an ihrer elektrostatischen Aufladung. Wo immer Chemie im Spiel ist, geht die natürliche Balance verloren, so wie sie im Wald bzw. grundsätzlich in freier Natur herrscht. Wenn im Zimmer Zigaretten geraucht werden, haftet der Geruch noch lange an Synthetikgardinen und -vorhängen – ein Beispiel dafür, wie intensiv Schadstoffe von Polyester und anderen Kunstfasern angezogen werden. Synthetikfasern dampfen auch beim Bügeln ihre Giftschwaden aus, die Folge sind brennende Augen, Hautreizungen, Schleimhautentzündungen und allergische Reaktionen.

Hingegen haben natürliche Materialien einen Selbstreinigungseffekt. Wolle oder andere Naturfasern nehmen schlechte Gerüche, Gase und Dämpfe auf und neutralisieren sie. Naturfasern nehmen auch – im Gegensatz zu Synthetikmaterial – ein Drittel ihres Eigengewichts an Feuchtigkeit auf. Sie geben diese Feuchtigkeit aber auch wieder an die Raumluft ab – was z. B. im Winter bei trockener Raumluft von Vorteil ist. Naturtextilien wirken also ähnlich wie unsere Haut feuchtigkeitsausgleichend.

Gesundes Material

Leinen und Baumwolle eignen sich für Tischläufer und Deckchen, weil sie heiß gewaschen oder auch gekocht werden können. Ideales Material für Bett- und auch für Tischwäsche sind Baumwolle, Baumwolldamast, Baumwollsatin, Leinen oder Leinenbatist. Badetücher und Handtücher sollten aus Baumwollfrottee oder Baumwollwaffelpiqué sein, in der Küche kann man Trockentücher aus Leinen oder Baumwolle verwenden. Spül- und Putztücher aus Baumwolle sind hygienisch, man kann sie ebenfalls in die Kochwäsche geben.

Bettdecken, Überdecken oder auch Sofadecken dürfen aus Mohair oder Schafwolle sein, wenn man etwas mehr Geld ausgeben will, auch aus Alpaka, Kamelhaar oder Kaschmirwolle. Beim Kauf von Decken darauf achten, dass sie eulanisiert oder filzfrei ausgestattet sind.

Lampenschirme und Deckenleuchten müssen nicht unbedingt aus Synthetik sein, es gibt sie aus Baumwolle, Leinen, fest gewebter Schafwolle oder auch aus Seide, die ein besonders warmes und gemütliches Licht vermittelt.

Toxine in unseren vier Wänden

Es ist eigentlich unverantwortlich, dass wir Verbraucher nicht ausreichend vor den versteckten Krankmachern gewarnt werden, die in zunehmendem Maße unsere Umwelt belasten. Wenn wir im Möbelgeschäft eine Schranktüre öffnen, kann es schon mal sein, dass uns ein Schwall an giftigen Ausdünstungen begrüßt, die aus Formaldehyd, chemischen Lösungsmitteln und anderen Substanzen bestehen. »Hoppla, lieber Finger weg!«, sagt man sich dann vielleicht. Warnhinweise finden wir aber weder in Baumärkten noch in Einrichtungsgeschäften, weder im Tapeten- noch im Matratzenhandel. Dass wir beim Kauf möglicherweise nicht die optimale Wahl getroffen haben, merken wir vielleicht erst, wenn daheim irgendwann die Augen ständig brennen, der Hals kratzt oder wenn wir einen ständigen feinen, unerklärlichen Hustenreiz mit uns herumtragen.

Die lange Liste der Raumgifte

Mit Möbeln, Teppichen, Schränken oder Betten tragen wir gleichzeitig Schadstoffe in unsere vier Wände, ohne es oft zu ahnen. Weil wir es ja gerne sauber haben, putzen, schrubben, wischen und polieren wir fleißig, entfernen dabei freilich meist nur oberflächlich sichtbaren Schmutz. Gefährlich sind hingegen die unsichtbaren, versteckten Schadstoffe, deren Konzentration von chemisch-synthetischen Inhaltsstoffen in Reinigungs- und Poliermitteln noch weiter potenziert wird:

- Formaldehyd
- Trichlorethylen
- Benzol
- chlorierte Phosphorsäure
- Polysulfone
- Bisphenol A
- Epoxidharze
- Polycarbonate
- Weichmacher
- Butadien
- Styrol
- Peroxide
- Permethrin
- polyzyklische aromatische Kohlenwasserstoffe (PAK)
- Teppichkleber
- Lackabbeizer
- Antischimmelmittel
- und vieles mehr

Jede einzelne dieser Substanzen ist gesundheitsschädlich, in der Summe erhöht sich die Belastung. Niemand weiß auch bislang, auf welche Weise sich unterschiedliche Toxin-Moleküle zu völlig neuen Schadstoffsubstanzen verbinden, die dann in unserem lebendigen Stoffwechsel neues Unheil anrichten.

Bisphenol A (BPA): Haushaltsgift Nr. 1

Man kann sich kaum vorstellen, dass natürliche Ablagerungen im Schiefergestein des Meeresbodens Giftstoffe liefern, die unser Zuhause extrem belasten. Da sammeln sich in Kilometern Tiefe abgestorbene Algen und organische Lebewesen und verrotten in einem unendlich langen Zersetzungsprozess zu Rohöl bzw. Erdöl, einem in seiner Zusammensetzung außerordentlich wertvollen Gemisch aus Kohlenwasserstoffen und anderen Substanzen. Uns Menschen gelingt es, daraus gesundheitsschädliche Chemie herzustellen. Am wohl verheerendsten wirkt Bisphenol A, ein industriell hergestellter Kunststoff, von dem jeder von uns Spuren im Blut und Gewebe hat, selbst ungeborene Babys im schützenden Mutterleib. BPA steht gleichzeitig stellvertretend und symbolhaft für andere Umweltgifte und die Schadstoffbelastung unserer Erde. Wo immer wir in unseren Räumen den Blick schweifen lassen, stoßen wir auf Gegenstände aus Bisphenol A oder solche mit entsprechenden Anteilen an diesem Kunststoff:

- Computer
- Radios
- Kabel
- Telefon
- Brillengläser
- Sportgeräte
- Wasserflaschen
- Fußmatten
- Duschvorhänge
- Papierkörbe und Blumentöpfe aus Plastik
- Kunststoffgeräte und -artikel in der Küche
- Fensterdichtungen
- Schreibmaterial
- Kassenzettel
- Zahnbürsten
- Mülltüten
- Handys
- Spielzeug

Von allen chemisch-synthetisch produzierten Schadstoffen bedroht BPA unsere Umwelt wohl am allermeisten, weil es in unvorstellbar großer Menge hergestellt wird. Allerdings sind die meisten der bei den EU-Kontrollbehörden registrierten rund 100 000 Schadstoffe nicht minder gefährlich für unsere Gesundheit. Das Beispiel Bisphenol A zeigt uns, wie ein reines Naturprodukt wie Erdöl zum aggressiven Toxin verwandelt wird, das unsere einst paradiesische Erde gefährdet.

In Babyflaschen verboten

Als weltweit erstes Land hat im September 2010 Kanada Bisphenol A als giftige Substanz öffentlich gebrandmarkt. In der Europäischen Union darf das Petrochemieprodukt bei der Herstellung von Babyflaschen und -schnullern nicht verwendet werden – ein allererster kleiner Schritt, um die BPA-Invasion in Grenzen zu halten. Weltweit werden von dem Stoff jährlich rund 2,5 Millionen Tonnen hergestellt, mit Steigerungsraten von etwa 4 Prozent pro Jahr. Denn die Nachfrage ist gigantisch, Naturstoffe werden immer mehr durch spottbillig produzierbare Chemieartikel ersetzt, Ursache dafür, dass immer mehr Menschen über Befindlichkeitsstörungen, Beschwerden und Krankheiten klagen, die durch synthetische Moleküle ausgelöst werden. Weil die BPA-Bedrohung so enorme Ausmaße annimmt, gibt es jetzt zusehends mehr entsprechende wissenschaftliche Untersuchungen.

Krank durch Bisphenol A

- Die Chemiesubstanz greift zerstörerisch in unsere Hormonproduktion ein. Deshalb hat die angesehene, halboffizielle U.S. Endocrine Society auf die ernsten Gesundheitsgefahren hingewiesen, speziell auf die Entwicklung des wachsenden Fötus im Mutterleib und den Aufbau des kindlichen Gehirns nach der Geburt. Eine Rolle spielt dabei, dass Kleinkinder und Kinder pro Tag deutlich mehr BPA aufnehmen als Erwachsene und dass sich das Umweltgift in höheren Konzentrationen in ihrem geringeren Blutvolumen auflöst.
- BPA führt möglicherweise zu Übergewicht und Fettleibigkeit bei Babys, Kleinkindern und später dann auch bei heranwachsenden Kindern. Ursache ist die Aufnahme des Schadstoffes über die Plazenta der werdenden Mutter, dies geht aus einer wissenschaftlichen Studiensammlung des Jahres 2009 hervor. BPA gilt als sogenanntes Xeno-Östrogen, also als körperfremdes Hormon. Es führt in Embryos und Babys, aber auch schon in der werdenden Mutter zu hormonellen Entgleisungen.
- Weil Giftstoffe weitgehend fettlöslich sind, wirken sie bevorzugt an Angriffspunkten in den lipidreichen Neuronen des Gehirns. Dadurch kann es zu Veränderungen im Hippocampus kommen, einem Teil des

Gehirns, das für Gedächtnis und Wahrnehmungen zuständig ist. Psychophysiologen äußern immer mehr den Verdacht, dass BPA Hauptursache für die zunehmende Verbreitung von Hyperaktivität bei Kindern ist. Das Krankheitsbild wird als ADHD bezeichnet (Attention Deficit Hyperactivity Disorder).

- Auch die Schilddrüse ist betroffen. BPA bindet sich an sogenannte Thyroid-Rezeptoren und kann zu einer Entgleisung des Schilddrüsenhormon-Stoffwechsels führen, speziell der Synthese von Trijodthyronin, das unseren Zellstoffwechsel stimuliert. Eine Überproduktion dieses Hormons kann hyperaktiv, unruhig und zappelig machen. Darüber hinaus kann BPA krebserregend wirken, dies geht aus einer Studie der Tufts University Medical School in Boston (US-Staat Massachusetts) hervor.

Insgesamt gehen Bio-Science-Wissenschaftler davon aus, dass erhöhte BPA-Blutwerte zu Herzerkrankungen, Diabetes und einer erhöhten Produktion von Leberenzymen führen können. Darüber erhärten sich Hinweise für Fehlgeburten durch BPA und Blasenentzündungen bei Frauen nach den Wechseljahren, Störungen der Synthese von Sexualhormonen bei Männern sowie frühzeitig nachlassende Potenz. Mehr und mehr betroffen sind Teenager. Eine groß angelegte Untersuchung in Kanada, das

Canadian Health Measures Survey aus dem Jahr 2009, kam zu dem Ergebnis, dass diese Altersgruppe statistisch um 30 Prozent höhere BPA-Konzentrationen aufwies als Erwachsene. Arbeiter, die in Chemiebetrieben Dauerkontakt mit Bisphenol A haben, leiden siebenmal mehr unter Ejakulationsstörungen. Die Beschwerden setzen meist ein Jahr nach Arbeitsantritt ein, mit steigender Belastung nehmen sie zu.

Das unsichtbare Gift

- BPA wirkt unter anderem als synthetisches Östrogen. Wenn BPA-haltiger Kunststoff gewaschen, erhitzt oder abgerieben wird, z. B. beim Spülen oder Kochen, treten chemische Partikel aus und erreichen über Lebensmittel den menschlichen Körper. Dieser Vorgang ereignet sich bei uns praktisch alle Tage.
- Die Dosen, in denen Lebensmittel verpackt sind, haben meist eine schadstoffhaltige Innenbeschichtung mit hohem Anteil an Bisphenol A. Dies trifft für Metalldosen ebenso zu wie für solche aus Plastik.
- Auch Thermopapier, wie es in Druckern oder auch bei Ausdrucken von Kassenzetteln im Supermarkt verwendet wird, dünstet BPA aus. Dasselbe gilt für Flug- und Bahntickets, Kinokarten oder Etiketten. Die Giftstoffe

dringen über die Haut ein sowie auch beim Einatmen über die Schleimhäute im Mund-Rachenraum. Wenn Finger feucht, nass oder schwitzig sind, erhöht sich die BPA-Aufnahme bis zum Zehnfachen.

- Studien haben ergeben, dass 93 Prozent aller Kinder und Erwachsenen Spuren von BPA im Urin haben. Am problematischsten ist flüssige oder halbflüssige Babynahrung. Wenn diese aus Polycarbonat-Fläschchen stammt, können Babys täglich bis zu 13 Mikrogramm BPA pro Kilogramm Körpergewicht aufnehmen. Hingegen ist eine solche Nahrung in Pulverform weitgehend BPA-frei.

Der Garten: Unser kleines Paradies

Eine eigene kleine Fläche Natur kann unendlich viel Freude bereiten. Saubere Beete mit Gemüse, Sträuchern oder Bäumen, die mit buntem Obst behangen sind, dazwischen und darunter grüner Rasen und eine farbige Vielfalt blühender Blumen. Vielleicht auch noch ein Miniteich oder Feuchtbiotop, in dem sich kleine Tierchen wohlfühlen. Moderne Wissenschaftler sagen uns, dass allein schon der Anblick eines solchen Gartens für eine positive Stimmungslage und die Produktion körpereigener Glückshormone sorgt. Dies ist genetisch bedingt – Blumen, Früchte und Wasser haben schon immer das Herz der Menschen mit Freude erfüllt. Dies vor allem dann, wenn man so einen Garten auch selbst angelegt hat, mit jeder einzelnen Staude, jedem Rosenstock, jedem Kräuterbeet vertraut ist.

Doch so richtig mit innerem Jubel beseelt so ein Garten erst dann, wenn man weiß, dass er ganz frei ist von Schadstoffen und Umweltgiften. Zu so einer eingezäunten Parzelle Natur gehören schließlich auch die Tiere, von winzigen Keimen oder Pilzen bis zu Insekten wie Ameisen, Schmetterlingen oder Hummeln. Im Teich verstecken sich Wasserflöhe, Asseln, Kaulquappen, im Humus des Rasens leben Mikroorganismen wie Bakterien, Amöben, Viren und andere Parasiten. In einem Garten ohne Toxine harmonieren Milliarden Tiere und Mikroben in gesunder Symbiose. Ein Biologe hat einmal ausgerechnet, dass in einem nur hundert Quadratmeter großen Garten mehr Lebewesen existieren, als es Menschen auf der Erde gibt.

Gartenarbeit macht Spaß

Ein ökologischer Garten ist ein Geschenk für die ganze Familie, ein biologischer Supermarkt für Obst, Gemüse und Salat. Er erfordert auch ein wenig Geduld, ohne chemisch-synthetische Wachstumsbeschleuniger gedeihen die Pflanzen eben nach dem genetischen Vortrieb, den ihnen die Natur seit Millionen Jahren mitgegeben hat. Ihre Wurzeln tasten sich in unendlich feinen Verästelungen immer weiter ins Erdreich vor, saugen Mineralien und Spurenelemente auf. Zusammen mit Wasser werden sie dann über das sensible Venensystem nach oben geleitet, über den Stamm oder den Stängel bis in die Blätter und Blüten. Der Umgang mit Nutzpflanzen erfordert Liebe und Umsicht. Tipps für eine erfolgreiche, naturnahe Gartenarbeit:

- Verzichten Sie grundsätzlich auf chemische Schädlingsbekämpfungsmittel und Kunstdünger.
- Erwarten Sie sich keine schnellen Ernteerfolge. Im biologischen Garten stellt sich das natürliche Gleichgewicht zwischen Nützlingen und Schädlingen zunächst nur langsam her.
- In einem Komposthaufen können Sie sämtliche Garten- und sehr viele Küchenabfälle auf natürliche Weise entsorgen.
- Mischkulturen, z. B. aus Gemüse und Kräutern, kräftigen die Pflanzen und unterstützen ihr Abwehrverhalten gegen Schädlinge aller Art.
- Als Ziersträucher und -pflanzen sollten nur heimische Sorten verwendet werden. An sie sind Mikroorganismen, kleine und größere Tiere ihrer Umwelt genetisch angepasst.
- Wildkräuter machen das Gartenbild lebendig, von ihnen ernähren sich Schmetterlinge und andere Insekten. Außerdem liefern sie gesunde Gewürze für die Küche.
- Alte Obstbäume nicht gleich absägen. Vielleicht reicht es, wenn nur immer wieder die Äste gestutzt werden.
- Der Rasen muss nicht jede Woche neu gemäht werden. Damit stört man nur die kleine, bunte Käfer- und Insektenwelt im Gras und vernichtet die keimenden Triebe von Wiesenblumen.

- Ein kleiner Teich gibt Insekten und anderen kleinen Tierchen oder auch Wasserpflanzen Lebensraum, er ist wie ein lehrreiches Mini-Biotop für die ganze Familie.
- Anstatt beim Gießen jedes Mal den Gartenschlauch zur Hand zu nehmen, sollte man das nährstoffreiche Regenwasser in einer Tonne sammeln und verwenden. In das Wasser kann man ein Stück Holz geben, auf das sich verirrte Bienen, Fliegen oder andere Insekten retten können.
- Sträucher und Hecken sind natürlicher und sehen auch schöner aus als langweilige Mauern oder Fertigzäune aus dem Baumarkt.
- Altes, welkes Laub nicht mit dem Laubsauger einsammeln und in den Müll geben. Es ist nährstoffreicher Rohstoff, der beim Zerfall im Winter kostbare Mineralien, Eiweißbausteine und andere Biostoffe freisetzt. Lieber zusammenrechen und unter Sträucher oder Hecken geben. In und von der Laubschicht leben Insekten, die sie gleichzeitig zu gesundem Humus verarbeiten. Igel können in solchen Laubhaufen überwintern.

Der Vorteil einer Mischkultur

In der freien Natur wachsen Pflanzen stets in Gemeinschaften, sie helfen und ergänzen sich gegenseitig. Wenn

Pflanzen optimal kombiniert werden, halten sie Schädlinge fern und wachsen und entfalten sich besser. Wenn Flach- und Tiefwurzler zusammengepflanzt werden, wird der Boden besser durchwurzelt. Die Pflanzen brauchen allerdings ihren nötigen Abstand zu Nachbarn. Reihen von Pflanzen sollten so dicht aufgebaut werden, dass sie dem Boden im Sommer Schatten spenden und ihn auch feucht halten. Nachbarschaft ist freilich auch in der Natur nicht immer erwünscht, nicht alle Pflanzen vertragen sich untereinander. Im Buchhandel und auch in Gartencentern gibt es Anbautabellen für Mischkulturen von Blumen, Salat oder Gemüse.

Gewürzkräuter fügen sich gut in eine Mischkultur. Sie locken Schmetterlinge und Bienen zur Bestäubung an, verjagen aber mit ihren intensiven Abwehrduftstoffen aggressive Schädlinge wie Bakterien, Pilze, Raupen, Schnecken und sogar größere Fressfeinde wie Wühlmäuse oder Vögel. So schützen z. B. Bohnenkraut und Nachtkerze Bohnen vor Läusebefall, Kaupzinerkresse oder Ringelblumen halten Insekten fern, Lavendel schützt Rosen vor Ameisen und Läusen. Am besten werden Kräuter an den Rand der Beete gesetzt. Je eindringlicher sie ihren Duft verströmen, desto weniger Schädlinge wagen sich in ihr Umfeld. Ideal sind Thymian, Majoran, Minze, Salbei, Lavendel, Dill, Zitronenmelisse, Liebstöckel, Basilikum oder auch stark duftende Lauchgewächse wie Bärlauch, Knoblauch oder Schnittlauch.

Der Komposthaufen: Ein lehrreiches Biotop

- Für Hobby- und Kleingärtner ist Kompostieren die beste Möglichkeit, sauberen Humus und natürlichen Dünger herzustellen. Absolute Bedingung: Ausschließlich ökologisch und biologisch unbelastete Küchen- und Gartenabfälle dürfen auf den Haufen oder in die Komposttonne.
- Dieses Material wird unter dem Einfluss von Bakterien, Pilzen und Sauerstoff zu fein bröckelndem Humus abgebaut, der sich optimal als natürlicher Dünger eignet. Chemisch-synthetische Dünger werden dann nicht mehr benötigt, den Erfolg sieht man am prächtigen Wachstum der Nutzpflanzen und Blumen oder auch am regen, biologischen Leben zahlloser Kleintiere. Ein solches Kompost-Biotop ist gleichzeitig anschaulicher Biologieunterricht für Kinder und Erwachsene.
- Der Komposthaufen sollte an einer schattigen Stelle stehen, gegebenenfalls kann man schnell wachsende Bäume oder Hecken als Schattenspender pflanzen. Die kleine Anlage sollte nicht höher als etwa eineinhalb Meter werden, bei einer Breite von etwa zwei Metern.
- Zunächst sollte die vorgesehene kleine Fläche umgegraben werden, darauf schichtet man Grobmaterial, wie Häcksel, Stängel, Zweige oder zerkleinerten Hecken- oder Baumschnitt. Auf diese Weise entsteht

unter dem Komposthaufen eine Drainage, Regenwasser kann abfließen, die Luftzirkulation und Sauerstoffversorgung wird verbessert.

- Ein optimaler Verrottungsprozess wird erreicht, wenn die eingebrachte Füllung an Kompostmaterial aus unterschiedlichem Material stammt, in einer lockeren Mischung aus hartem und weichem Abfall. Bei anhaltender Hitze und Trockenheit sollte der Kompost mit Regenwasser begossen werden, damit er feucht bleibt.
- Wenn der Komposthaufen aufgefüllt ist, kann man ihn mit Stroh, Mulch, Laub, Erde, Grasschnitt, Schilfblättern oder auch mit einem alten Jutesack abdecken. Dies stimuliert die Wärmeentwicklung, der Haufen trocknet auch nicht so schnell aus.
- Auch ein Komposthaufen braucht Geduld, bis er »reif« ist. Je nach Lage und Witterung muss man mit drei bis zwölf Monaten rechnen. Dann kann man freilich einen kerngesunden Humus ernten, der herrlich-frisch nach Waldboden duftet und über den sich der kleine Garten mitsamt allen seinen Tieren und Pflanzen freut.

Finger weg von Gartengift!

So mancher Blumen- und Obstfreund will seinem Garten etwas Gutes tun und folgt den Empfehlungen der Düngerhersteller, damit es in seinem grünen Geviert umso schneller und schöner sprießt und blüht. Doch die meisten Gärten sind mit phosphat- und kalkreichen Substanzen sowie mit Kalium und Stickstoff hoch überdüngt. Vor allem Phosphor bindet sich häufig an Schwermetalle wie z. B. Uran, das somit in den Boden und letztlich auch in die menschliche Nahrungskette gelangt. Viele sogenannte Volldünger enthalten viel zu viel Schwefel, Magnesium und Kalzium. Durch diese einseitige Versorgung gerät das sensible Ökosystem des Nährhumus aus der Balance. Pflanzen gedeihen zunächst zwar schneller und kräftiger, dafür wird der Boden aber zunehmend ausgezehrt und ausgelaugt.

Hinzu kommt die Belastung durch Schädlingsbekämpfungsmittel bzw. Pestizide. Viele Hobbyfreunde wollen ihrem Garten zusätzlich zum Schadstoffdünger etwas Gutes tun, sie verstreuen und versprühen Biozide, chemische Stoffe, die Lebewesen töten, abschrecken oder deren Lebensfähigkeit einschränken. Diese Pflanzenschutzmittel wirken auf unterschiedliche Weise. Sie zerfressen Zellwände von Bakterien und anderen Mikroorganismen oder hemmen durch Enzyme den Stoffwechsel von Mikroben oder Kleintieren. Das mit Pestziden getränkte Wasser einer einzigen Gartengießkanne kann im Rasen viele Millionen Kleinstlebewesen töten. In der Entwicklung solcher Substanzen sind die Toxin-Chemiker sehr erfindungsreich. Für nahezu jede Gruppe von Schädlingen gibt es – wie in diesem Buch bereits beschrieben – eigene Abwehrgifte. Die häufigsten Garten- und Balkonpflanzengifte:

- Dicamba
- Pyrethrine
- Metaldehyd
- Fenarimol
- Kupferoktanoat
- Warfarin
- Indolylbuttersäure
- Imidacloprid

Ein Garten kann also viel Freude bereiten, wenn er umweltfreundlich gestaltet ist. So mancher Hobbygärtner mag aber auch ein schlechtes Gewissen haben, wenn er bedenkt, wie viel chemischer Dünger, Pflanzenschutz- und Schädlingsbekämpfungsmittel auf seinem Viereck aus Rasen, Beeten, Rabatten und Bäumen aufgebracht ist. Und wie viel organisches Leben er vernichtet, während seine Blumen und sein Gemüse gleichzeitig mit Wachstumsbeschleunigern im Eiltempo zur unnatürlichen Reife hochgedüngt wird. Das wohl schlimmste – und am weitesten verbreitete – Gartentoxin ist derzeit Glyphosat, ein Produkt des umstrittenen Chemiekonzerns Monsanto aus St. Louis im US-Staat Missouri.

Umweltkiller Glyphosat

- 1974 brachte der US-Chemiegigant Monsanto sein Unkrautvernichtungsmittel Glyphosat auf den Markt, inzwischen sind die vier Giftlinien dieses sogenannten Roundup-Präparats weltweit Marktführer. Das Gensaatgut von Monsanto ist resistent gegen Roundup, deshalb konnte und kann das Mittel im Umfeld von Gensaaten eingesetzt werden, ohne dem Saatgut selbst zu schaden.
- Unter dem Markennamen Roundup beliefert Monsanto ein Breitband-Herbizid mit seinem Hauptwirkstoff Glyphosat, einer farb- und geruchlosen Substanz, die deshalb auf Insekten zunächst nicht abschreckend wirkt.
- Roundup dringt über Blätter und Stängel zerstörerisch in grüne Pflanzenteile ein. Es verseucht zwangsläufig Erdreich und Grundwasser, bedroht zahllose Pflanzenarten und ebenso das aquatische Leben in Gewässern.

- In Indien, wo viel Monsanto-Saatgut eingesetzt wird, wird Roundup über riesige Anbauflächen versprüht, von denen viele inzwischen total Glyphosat-verseucht sind. Roundup hemmt in Pflanzen die Synthese bestimmter Aminosäuren (Eiweißbausteinen) und führt zu deren Absterben.
- Laut der US-Umweltorganisation WeedScience gibt es weltweit inzwischen bereits 101 Unkrautarten, die über genetische Mutationen gegen Roundup resistent geworden sind. In New York gab Monsanto unter dem Druck von Umweltbehörden eine Erklärung ab, wonach Glyphosat in der Werbung nicht weiter irreführend als harmlos, ungiftig, sicher, umweltfreundlich, biologisch abbaubar oder risikofrei bezeichnet werden darf.

Sag Ja zur Natur: Mein schadstofffreier Garten

Das wohl schönste Gartenerlebnis ist, wenn man sich inmitten seiner Beete, Blumenrabatte oder Obstbäume eins fühlt mit der Natur. Dazu gehört, dass man seinen Pflanzen und vor allem der kleinen und größeren Tierwelt mit Liebe begegnet, nicht jede kleine Ameise oder Raupe gleich als Feind betrachtet. Kleinstlebewesen haben alle ihre Existenzberechtigung und sie tragen alle zu einem gesunden Biotop bei. Wir sollten also unseren Garten als kleines Paradies betrachten, als einen Teil der lebendigen Natur.

Dies bedeutet freilich nicht, dass man seine Äpfel mit den Würmern und seinen Spinat mit den Schnecken teilen muss. Aber ein ökologisch angelegter und betreuter Garten hat zum Ziel, dass alle Nutzpflanzen ihr eigenes natürliches Abwehrsystem gegen Fressfeinde und Schädlinge aufbauen. Dies mag zunächst eine Weile dauern. Ein mit Pestiziden und Bioziden belasteter Garten hat die Pflanzen schließlich vom Abwehrstress gegen Feinde aller Art befreit. Sie haben ihr Immunsystem und ihre Abwehrkräfte abgebaut, im »instinktiven« Vertrauen darauf, dass der Mensch sie schon mit seinen chemischen Umweltgiften vor bösen Bakterien, Pilzen, Insekten, Vögeln oder Nagern schützen wird. Wenn die Schnecken- oder Läuseplage allerdings überhand nimmt, bleibt einem mitunter nur der Griff zum Schädlingsbekämpfungmittel. Die müssen aber nicht unbedingt toxisch sein, der Handel bietet inzwischen eine Fülle organischer und weitgehend umweltfreundlicher Produkte an.

Umweltfreundlich geht es auch

Die Natur hat sich ja stets selbst bereinigt. Wer beim Anblick einer Heuschrecke gleich zum Killerspray greift, tötet auch gesunde Tierchen und Mikroorganismen. Das Motto lautet: »Füttere das Erdreich im Garten, der Humus ernährt dann deine Pflanzen und kräftigt ihr Abwehrsystem.« Wichtig sind deshalb zunächst nicht die Nutzpflanzen, sondern der Boden, auf dem sie wachsen und gedeihen sollen. Blumen, Gemüse, Sträucher oder Bäume haben ja keine Beine, sie sind auf die Qualität der Erde angewiesen, in der sie ihr Wurzelgeflecht ausspreizen. Doch nicht jeder Gartenboden ist gleich. Ein lehmreicher Boden ist reicher an Nährstoffen als Sand, er hält das Regenwasser auch besser. Manchmal aber bindet ein solcher Boden zu viel Wasser, Pflanzen können dann nicht mehr ausreichend atmen. Sandboden wird vom Regen gut durchspült, muss aber meist vom Gärtner aufgebaut werden, damit er zur ertragreichen Erde wird.

Organisches Gartenmaterial verbessert jeden Gartenboden und zieht nützliche Minitierchen an, die wiederum zum Nährstoffgehalt der Erde beitragen. Faulende Pflanzen, welke Blätter oder gemähtes Gras darf man deshalb nicht in der großen Mülltonne draußen auf dem Gehsteig entsorgen. Sie sind idealer Rohstoff für eine Verjüngung und Regeneration des Gartenbodens, nicht anders als der

Kompost mit seinem enormen Reichtum an Mineralien, Spurenelementen und anderen Biostoffen. Was uns die Natur schenkt, sollten wir ihr dankbar zurückgeben. Bei der Schädlingsbekämpfung helfen uns Vögel, die während der Brutzeit viele Insekten vertilgen, Igel gehen nachts auf die Jagd nach Schnecken, Raupen, Kartoffelkäfern oder Lauchmotten, in Feuchtbereichen räumen Frösche und Kröten unter Gartenschädlingen ganz schön auf. Ansonsten gilt die Regel: Abschrecken ist besser als töten.

Jauchen, Aufgüsse selbst herstellen

Nutzpflanzen sind bei weitem nicht so widerstandsfähig und robust wie Wildpflanzen, sie werden ja wohlbehütet mit dem Ziel angebaut, hübsch auszusehen, gut zu schmecken und uns schöne, saftige Früchte zu schenken. Den Konkurrenz- und Behauptungsstress nehmen wir Gärtner ihnen ab. Am besten schützen wir sie mit organischem Dünger: Er ist außerordentlich reich an gesunden, natürlichen Inhaltsstoffen, stimuliert nicht nur die Abwehrmechanismen in Gartenpflanzen, sondern auch die Regenerierung des Erdreichs. Kräuterauszüge kann man in Form von Aufgüssen selbst herstellen, sie beugen Pilzkrankheiten, Keim- und Bakterienbefall vor und verdrießen so manchem Insekt das Verlangen, auf der Pflanze zu landen.

- Für einen Kaltwasserauszug nimmt man ein Kilogramm frische oder 200 Gramm getrocknete Pflanzen, lässt sie in zehn Liter abgestandenem Regenwasser 24 Stunden lang ziehen und verspritzt den Sud, gegebenenfalls mit Schmierseife vermischt, unverdünnt auf die Nutzpflanzen. Wichtig: Den Auszug nicht zu lange stehen lassen, weil er sonst möglicherweise vergärt.
- Pflanzenjauchen kann man auf ähnliche Weise herstellen, also mit denselben Zutaten. Der Unterschied zum Kaltwasserauszug besteht darin, dass die Jauche zum Gären gebracht wird, was zwei Wochen dauern kann. Baldrianblütenextrakt oder Steinmehl mildern den oft unangenehmen Geruch, der beim Ansetzen entsteht. Die Jauche nicht auf oberirdische Triebe und Pflanzenteile aufbringen, sondern lediglich den Boden über der Wurzel gießen. Die Jauche wird eingesetzt, wenn sie dunkel verfärbt ist und nicht mehr schäumt.
- Pflanzenbrühen werden ebenfalls aus denselben Zutaten zubereitet, die aber zunächst 24 Stunden lang in abgestandenem Regenwasser eingeweicht werden. Danach wird die Masse eine halbe Stunde lang gekocht. Die Brühe wird abgeseiht, verdünnt oder auch unverdünnt über die Pflanzen gespritzt oder vergossen.

Für die Herstellung organisch-natürlicher Pestizide eignen sich Zwiebeln, Knoblauch, Beinwell, Brennnessel,

Löwenzahn, Rhabarber, Schmierseife, Essig und viele andere natürliche Zutaten. Das Prinzip lautet: Schädlinge mit denselben oder ähnlichen Substanzen verscheuchen, wie Pflanzen sie zu ihrer Selbstverteidigung selbst synthetisieren.

Damit schließt sich der Kreis einer ökologischen Nachbarschaft mit unserer Umwelt. Wir werden selbst wieder Teil einer unberührten, gesunden Natur – so wie unsere Vorfahren und Urahnen vor vielen Hunderten oder Tausenden Jahren.

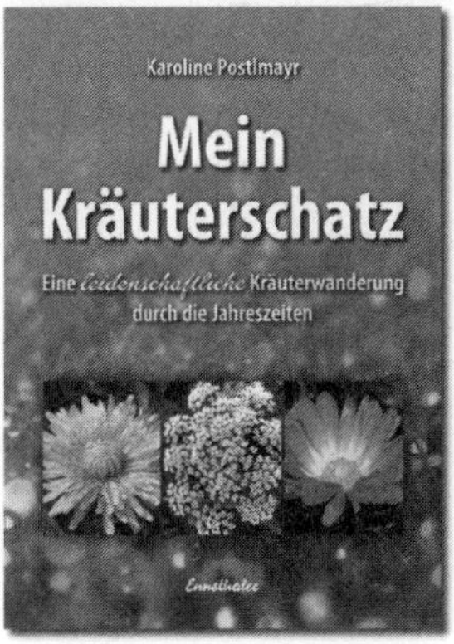

Karoline Postlmayr
Mein Kräuterschatz
Eine leidenschaftliche Kräuterwanderung durch die Jahreszeiten

- Heilkraft und Heilanwendung von 20 Wiesenkräutern wie Quendel, Salbei, Gundelrebe …
- Erste Hilfe aus der Kräuterschatzkiste u.a. bei Bluthochdruck, Erkältung, Osteoporose, Schlafstörungen …
- Sammelzeit und Wirkung der Heilkräuter
- Wildkräutersalz und Kräuterschokolade
- Eine Fülle von Rezepten mit Wildkräutern

ISBN 978-3-85068-840-6;
A5, 144 S., zahlr. Abb., durchgehend farbig bebildert

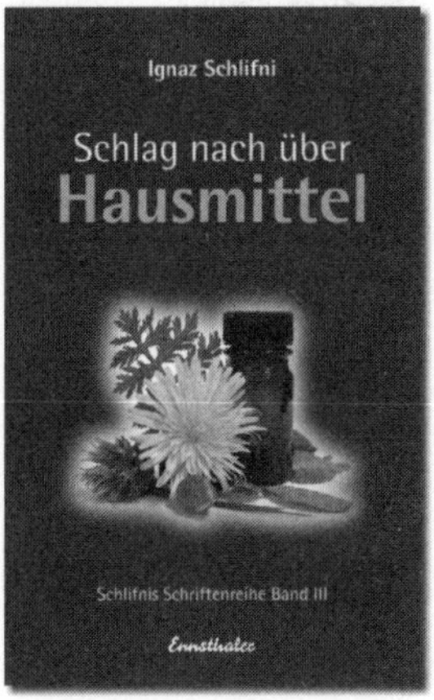

Ignaz Schlifni
Schlag nach über Hausmittel
Schlifnis Schriftenreihe Band 3

»Es gibt Anlässe genug, um unsere Mitmenschen durch unvorhergesehene Ereignisse in große Not und Verzweiflung zu versetzen. Unfälle und Funktionsstörungen im Körper eines Menschen führen oft zu großen Schmerzen bis zur Verzweiflung. Es ist nicht Aufgabe dieser Zeilen, Arzt und – oder Krankenhaus ersetzen zu wollen, aber wie dankbar ist ein in Not stehender Mensch, der sich mit einfachen, zur Hand stehenden Mitteln zu helfen weiß. Tausende Leser meiner beiden Taschenbücher »Schlag nach über Heilpflanzen« und »Schlag nach über Homöopathie« rufen nach einem Lückenfüller: »Schlag nach über Hausmittel«. Im dritten Band meiner Schriftenreihe beschreibe ich, wie man sich mit einfachen »Hausmitteln« helfen kann.« *Ignaz Schlifni*

ISBN 978-3-85068-794-2;
11,5x19,5 cm, 128 S., br.;

Ennsthaler **Bücher für ein bewusstes Leben**